## AUTRES OUVRAGES DANS LA MEME COLLECTION

Jean-Paul Allaux : *Le Cœur en forme !*
Dr Léon Bence et Max Méreaux : *Guide pratique de musicothérapie.*
Jean-Luc Darrigol : *Le Miel pour votre santé.*
Jean-Luc Darrigol : *Les Céréales pour votre santé.*
Jean-Luc Darrigol : *Traitements naturels de la constipation.*
Jean-Luc Darrigol : *Santé et beauté de vos cheveux.*
Dr Louis Donnet : *Les Aimants pour votre santé.*
Gérard Edde : *Manuel pratique de digitopuncture.*
Gérard Edde : *Les Couleurs pour votre santé.*
Gérard Edde : *Ginseng et plantes toniques.*
Gérard Edde : *La Médecine ayur-védique.*
Louis Faurobert : *En forme après 60 ans !*
Louis Faurobert : *Jeune et belle après 40 ans !*
Pierre Fluchaire : *Bien dormir pour mieux vivre.*
Vincent Gerbe : *Votre potager biologique.*
Vincent Gerbe : *Initiation au végétarisme.*
Jean-Pierre Krasensky : *Massage réflexe des pieds.*
Boune Legrais et Gilbert Altenbach : *Santé et cosmo-tellurisme.*
Thierry Loussouarn : *Initiation au yoga.*
Désiré Mérien : *Les Clefs de la nutrition.*
Jacques Mittler : *Introduction à la macrobiotique.*
Gilles Orgeret : *Mon dos... une histoire d'amour !*
André Passebecq : *L'Argile pour votre santé.*
André Passebecq : *La Santé de vos yeux.*
André Passebecq : *Traitements naturels des affections respiratoires.*
André Passebecq : *Traitements naturels des affections circulatoires.*
André Passebecq : *Traitements naturels des troubles digestifs.*
André Passebecq : *Rhumatismes et arthrites. Traitements naturels.*
André Passebecq : *Traitements naturels des maladies des reins, vessie, prostate.*
Martine Rigaudier : *330 recettes végétariennes.*
Martine Rigaudier : *Recettes et menus végétariens pour les 4 saisons.*
Guy Roulier : *La Santé au féminin.*
Guy Roulier : *La Santé au masculin.*
André Roux : *Introduction à l'iridologie.*
Dr J.-E. Ruffier : *Gymnastique quotidienne.*
Joël Savatofski : *Le Massage douceur.*
Joël Savatofski : *Le Massage minute.*

# Rhumatismes et arthrites

Collection “ Santé naturelle ”

## AUTRES OUVRAGES DU MÊME AUTEUR

---

*Aux Editions Dangles :*

**Votre santé par la diététique et l'alimentation saine.**
**Mincir naturellement.** Une méthode simple, efficace et durable.
**L'Enfant.** Guide pratique pour les parents et éducateurs.
**L'Argile pour votre santé** (dictionnaire de naturopathie).
**La Santé de vos yeux** (rééducation visuelle et régénération oculaire par les méthodes naturelles).
**Traitements naturels des affections respiratoires.**
**Traitements naturels des affections circulatoires.**
**Traitements naturels des troubles digestifs.**
**Rhumatismes et arthrites ; traitements naturels.**
**Psychothérapie par les méthodes naturelles.**
**Maladies des reins, vessie, prostate ;** traitements naturels.

*Aux Editions Vie et Action (Gréolières) :*

**Cours de psychosomatique naturelle.**
**Initiation à la santé intégrale.**
**Facteurs naturels de santé.**
**Cancers et tumeurs.**
**Vie intime de l'Homme et de la Femme.**
**Essai sur l'Attitude libératrice.**
**L'Homme, la Vie et l'Action.**
**Qui ? Découvrez qui vous êtes et qui sont réellement les autres.**
**Méthode silencieuse de rééducation vocale.**
**Méthode antitabac.**
**Onychodiagnostic : l'ongle, miroir de santé.**
**Le Livre de l'action et de la réussite.**
**Sémantique générale.**
**Neuro-sémantique.**

Cassettes de conférences et de stages.
Cours à distance et stages pratiques pour la formation de praticiens de santé (Vie et Action-CEREDOR et Institut de psychosomatique naturelle, Le Roc fleuri, 06620 Gréolières).

**Dr André Passebecq**
Président de « Vie et Action »
Chargé de cours de naturothérapie à la Faculté de médecine de Paris-XIII (Bobigny)

# Rhumatismes et arthrites

---

**Traitements naturels des : algies, arthrite, arthrose, épicondylite, goutte, lumbago, ostéo-arthrite, ostéoporose, polyarthrite, rhumatisme articulaire aigu, sciatique, tendinite, etc.**

62e mille

**Editions Dangles**
18, rue Lavoisier
45800 ST-JEAN-DE-BRAYE

## L'AUTEUR :

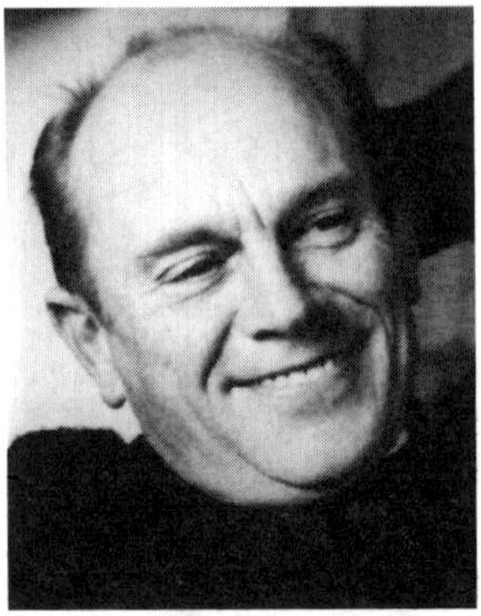

André Passebecq est, en France et dans maints pays étrangers d'expression française (Canada, Belgique, Suisse...) ou autres (Angleterre, Italie, Espagne, Portugal, etc.), reconnu comme l'un des pionniers les plus actifs des méthodes naturelles de santé.

Il a acquis une connaissance large et précise des problèmes physiologiques et psychologiques par les diverses orientations de sa vie. C'est à 30 ans qu'il abandonne une carrière professionnelle du fait de la maladie (ulcère gastrique en plateau, rhumatisme articulaire aigu, arythmie cardiaque, troubles cutanés, etc.). Fort heureusement, il trouva sur son chemin des guides grâce à qui il évolua avec sûreté dans le champ immense des méthodes orthobiologiques.

Après des études de médecine aux U.S.A., il est diplômé de naturopathie (Académie des sciences et recherches de Montréal), de physiothérapie, d'ostéopathie, de rééducation visuelle (méthode Bates) ; il est également docteur en psychologie et diplômé en organisation scientifique du travail (facteur humain), en graphologie, etc. Il a largement contribué à la création de l'association Vie et Action-CEREDOR (Centre de recherches et d'éducation orthobiologiques) à Gréolières (France) dont les cours sont déclarés à l'Académie de Nice, ainsi qu'à celle de l'Institut de psychosomatique naturelle de Lausanne. Vie et Action assure la formation de nombreuses personnes de tous les milieux professionnels et sociaux, grâce à des cours par correspondance, des stages pratiques, des séminaires de groupe, des congrès... Une brillante équipe de collaborateurs assure, avec dynamisme et compétence, la vie de cette association, de ses groupes régionaux et de ses éditions.

André Passebecq a été chargé de cours de naturothérapie à la faculté de médecine Paris-XIII pendant onze années.

Tous ses livres – écrits seul ou en collaboration – synthétisent donc le fruit d'une expérience peu commune.

**ISBN : 2-7033-0252-5**
**ISSN : 0180-8818**

# Avant-propos

*« Heureux qui peut connaître la raison des choses. »*
(Virgile)

## 1. Un message d'espoir

Les statistiques médicales font état d'une recrudescence du rhumatisme et de l'arthritisme. L'importance de ces affections est considérable pour notre société. En effet, 4 millions de Français sont atteints de rhumatisme (affections réparties en une centaine de variétés) ; un demi-million sont atteints de polyarthrite rhumatoïde ; 70 000 souffrent de spondylarthrite ankylosante (fréquemment après l'âge de 30 ou 40 ans), 95 000 hommes et 5 000 femmes ont la goutte ; 800 000 Français souffrent d'arthrose de la hanche. Un invalide sur 10 est rhumatisant.

20 millions de journées de travail sont perdues chaque année du fait des rhumatismes ; à cause de cette affection, 65 000 Français prennent une retraite anticipée.

On recherche un microbe ou un virus ; on recourt à des médications de plus en plus agressives. Comme dans bien d'autres domaines de son activité, la médecine a échoué dans sa tentative pour juguler la maladie au lieu de chercher à connaître les causes profondes des troubles de santé.

La médecine naturelle présente une **conception alternative** de la maladie et du rétablissement. Grâce à elle, de nombreux patients, prétendus incurables, ont pu voir leurs troubles s'estomper et même disparaître. Des paralysés ont pu marcher ; des personnes qui vivaient dans la douleur peuvent maintenant connaître une existence confiante et détendue. Nul besoin, pour cela, de recourir à l'arsenal dangereux des drogues pharmaceutiques. Comme dans les autres domaines de la vie, l'application individualisée des facteurs naturels de santé est nécessaire et suffisante.

Ici encore, donc, nous avons à **rechercher les causes profondes des troubles et à les rectifier**. L'organisme vivant, grâce à la force médicatrice naturelle dont il est pourvu, fera spontanément le nécessaire.

## 2. Mon expérience personnelle

J'avais 20 ans quand j'ai vu mourir ma grand-mère. A 75 ans, après avoir eu une douzaine d'enfants, au terme d'une vie qui a presque toujours été très difficile, elle s'est éteinte doucement, comme une bougie parvenue à son terme. Elle n'a pas souffert. Elle ne savait guère ce qu'était une drogue. Elle avait vécu de soupes, de légumes et de fruits, avec du fromage blanc et parfois un peu de viande. De temps à autre, elle prenait une tisane faite d'herbes qu'elle récoltait.

J'avais 22 ans quand j'ai assisté à l'agonie de mon père, âgé de 46 ans. Depuis la première grande guerre, qu'il avait « faite » entièrement, il souffrait de rhumatisme articulaire et ses médicaments étaient principalement le salicylate de soude et la colchicine, qu'il était arrivé à prendre en permanence. Il a souffert atrocement. Sa fin fut un indescriptible calvaire. Reins et foie étaient fort endommagés ; une soif inextinguible le tenaillait.

J'avais 25 ans lorsque j'ai connu ma première crise de rhumatisme articulaire aigu (maladie de Bouillaud). Dès lors, je suis entré dans le cycle infernal de la drogue. Quatre ans plus tard, nullement délivré du rhumatisme, j'en étais au stade de l'ulcère gastrique en plateau, avec néoformation. Les médecins militaires (j'étais officier) conseillaient la résection des nerfs de l'estomac ou l'ablation de cet organe... en attendant mieux, sans doute.

Le retour à la vie civile m'a permis d'appliquer les soins d'hygiène naturelle puis de recevoir une formation médicale et naturopathique et de bénéficier d'une expérience considérable dans le domaine des méthodes naturelles.

Cette expérience d'une trentaine d'années m'a permis d'étudier et d'éprouver les différentes méthodes naturistes et de présenter un enseignement encore imparfait, bien sûr, mais utile et correspondant aux voies de la nature.

Je sais maintenant, par mon expérience personnelle et par les cas que j'ai pu étudier, que l'arthrite et le rhumatisme, affections extrêmement douloureuses, sont considérées par erreur comme incurables.

Ces affections sont incurables si l'on s'en tient aux traitements classiques, traitements le plus souvent symptomatiques, qui n'ont en vue que la suppression des signes et de la douleur, mais **n'atteignent pas les causes profondes.**

**Ces maladies sont curables dans la plupart des cas. Oui, dans leur immense majorité, les rhumatisants et les arthritiques peuvent se guérir par des moyens simples, peu coûteux et non dangereux.**

Ils peuvent presque tous jouir d'une vie normale, s'ils acceptent tout simplement de modifier leur hygiène de vie. Une fois rectifiées les causes des troubles, la **force médicatrice naturelle** entrera en jeu. Il n'est que de lui faire confiance...

## 3. Comment étudier cet ouvrage ?

Une remarque préliminaire : n'y cherchez pas des termes savants, des explications biochimiques approfondies, qui ne seraient pas comprises par la majorité des lecteurs auxquels s'adresse ce livre de vulgarisation. Mon souci est d'être utile au plus grand nombre.

Par ailleurs, il m'aurait été facile de recopier des centaines de recettes puisées au hasard de mes lectures. Je tiens à n'intégrer dans mes livres que des données dont j'ai pu apprécier l'efficacité. Séparer le bon grain de l'ivraie, telle est une des tâches les plus urgentes de notre époque, où foisonnent les enseignements les plus déraisonnables.

Le médecin trouvera qu'il est fait bien peu de cas de thérapeutiques actuelles, auxquelles on accorde pourtant le plus large crédit. Que l'on se reporte au chapitre intitulé « *Risques des médications antirhumatismales et anti-arthritiques* ». Nous avons mieux à faire que de nous empoisonner !

Vous avez donc, ami lecteur, votre problème à résoudre.

1) Recherchez dans l'*Index thérapeutique*, le ou les titres correspondant à votre préoccupation et lisez l'étude qui est donnée de ce trouble de santé.

2) Puis étudiez en détail la première partie de ce livre, relative aux causes ainsi qu'aux mesures correctives et soins naturels à mettre en œuvre dans la généralité des troubles arthritiques et rhumatismaux.

C'est un enseignement que nous avons à vous transmettre et non pas une « pilule naturelle ». Prenez donc votre temps, attachez-vous à bien comprendre et appliquez avec sérieux, persévérance et confiance les préceptes de la psychosomatique naturelle. Vous n'aurez pas à le regretter.

Dr André PASSEBECQ

Président de Vie et Action
Chargé de cours de naturothérapie
en faculté de médecine

## Remerciements

Ma gratitude va à ceux grâce à qui, il y a plus de trente ans, j'ai compris le sens des maux dont je souffrais. Ces « naturopathes » étaient des pionniers navigant dans des eaux hostiles à l'extrême. Considérés comme des charlatans malfaisants, tout juste bons à être livrés à la justice, c'est-à-dire à la potence, ils exerçaient leur art avec la conviction d'être utiles à leurs semblables et ils rassemblaient inlassablement les fruits de leurs observations et de leurs expériences.

Persuadés d'être dans la bonne voie, ils déploraient les erreurs, les ignorances, la haine et l'étroitesse d'esprit de leurs adversaires.

De nos jours, sous la pression des faits économiques, les problèmes de santé sont réexaminés. L'ampleur du désastre peut déjà être perçue ; d'urgence, il faut changer l'orientation prise par la médecine.

Une révolution médicale s'annonce. De nouvelles générations de médecins et de conseillers de vie saine se forment, qui diffuseront toujours plus largement l'hygiène et la médecine héritières de la féconde tradition hippocratique.

Ma reconnaissance va aussi au professeur Raymond Lautié, qui a été — et est encore — un éminent pionnier de cette médecine de la Vie et de la Santé.

A mon éditeur, M. Anstet-Dangles, je renouvelle une fois de plus mes remerciements pour la confiance dont il m'honore en me chargeant, après six autres livres, de la rédaction de celui-ci.

PREMIÈRE PARTIE

# Processus pathologiques des affections rhumatismales

*« La vie est courte, l'Art est long, l'occasion fugitive, l'expérience trompeuse, le jugement difficile. »*

Hippocrate *(Aphorismes)*

# 1. Classification conventionnelle des rhumatismes

## 1. Rhumatismes aigus

**A) Articulaires :**

1. Maladie de Bouillaud (ou rhumatisme articulaire aigu, R.A.A.).
2. Rhumatismes infectieux : gonococciques, tuberculeux, scarlatins, syphilitiques, bacillaires.
3. Arthrites aiguës : allergiques.

**B) Extra-articulaires :**

Périarthrite scapulo-humérale, névralgie cervico-brachiale, maladie de Dupuytren, lumbago, sciatique.

## 2. Rhumatismes chroniques

**A) Polyarthrite chronique évolutive** (P.C.E.).

**B) Les arthroses :** coxarthrose, gonarthrose, rhizarthrose du pouce, rhumatisme vertébral, goutte.

Nous y ajouterons ce que la médecine appelle les « complications du rhumatisme », en particulier certaines inflammations cardiaques (myocardite, endocardite, péricardite, « souffle au cœur », etc.).

D'autres troubles peuvent être rapprochés de la pathologie articulaire :

— tendinites, atteintes des tendons ;
— discopathies, hernies discales, certaines atteintes de la colonne vertébrale.

### Un peu d'étymologie

Le mot **rhumatisme** vient du grec *rheo* signifiant « couler ». En effet, selon l'antique théorie des humeurs, les douleurs et les troubles semblent « couler » d'une localisation ou d'une articulation à l'autre.

Le mot **arthrite** vient du grec *arthron* signifiant articulation.

La terminaison *ite* (par exemple arthrite) désigne des troubles inflammatoires ; la terminaison *ose* (par exemple arthrose) désigne les maladies dégénératives.

## 2. Syndromes d'aptitude morbide

### a) Les orientations pathologiques

L'expression « syndrome d'aptitude morbide » est du docteur Carton, qui l'a particulièrement bien étudié dans son remarquable *Traité de médecine, d'alimentation et d'hygiène naturistes* (épuisé). Nous allons en donner un condensé relatif à l'arthritisme et au rhumatisme.

L'étude des atteintes de l'état général doit précéder et unifier l'étude des maladies locales. La médecine classique ne s'occupe guère que de l'étude clinique des maladies déclarées. Elle est ainsi conduite à ne traiter que des maladies qui finissent et à laisser subsister leurs causes déterminantes.

La médecine naturiste, au contraire, attache une grande importance descriptive aux grands **syndromes prémonitoires**. Elle cherche principalement à les dépister et à les discerner à travers les fixations morbides secondaires. Ainsi lutte-t-elle directement contre les infections qui commencent ou contre les causes déficientes des maladies déclarées.

Dans les livres de médecine classique, les maladies sont cataloguées et décrites isolément, comme des entités indépendantes le plus souvent de l'état intime du sujet et susceptibles de s'abattre sur lui sous l'influence de certaines circonstances purement extérieures, forfuites et aussi multiples que mal déterminées (microbes, intempéries, etc.).

## b) Les racines communes

La médecine naturiste, par contre, s'attache avant tout à connaître les **altérations principales de l'état général qui constituent les racines communes des maladies** cataloguées, même les plus diverses. Elle oriente alors logiquement ses efforts thérapeutiques vers la **correction des viciations humorales** qui sont les sources des maladies locales.

Des syndromes d'aptitude morbide précèdent et préparent l'éclosion des maladies secondaires. Il existe donc, derrière les multiples affections de détail, de grands syndromes ou processus morbides d'ordre général qui préparent leur éclosion et dirigent leur évolution. Ils sont à la fois prémonitoires et essentiels.

Si on peut les relever et les grouper, on est capable de prendre les précautions utiles en temps voulu, d'éviter les troubles graves et de cultiver la santé au lieu de se débattre contre la maladie déclarée.

L'aptitude morbide peut se révéler au clinicien sous des aspects variés qui, bien que fort différents de prime abord, n'en sont pas moins presque tous sous la commune et étroite dépendance d'un ensemble symptomatique primitif et fondamental. C'est le syndrome d'intoxication digestive, aux multiples faces, aux prédominances individuelles très différenciées, dont les expressions locales et le retentissement à distance constituent ce que l'on est convenu d'appeler le petit arthritisme.

## c) Déminéralisation et arthritisme

Parmi les groupements de perturbations secondaires issues de ce syndrome initial, il en est deux principaux qui jouent un rôle prépondérant dans la genèse et la persistance des maladies qui définissent :

— le **syndrome de déminéralisation** ;

— le **syndrome d'hyposystolie par réflexe digestif et pléthore arthritique.**

Enfin, quand l'aptitude morbide se déclare, au contraire, par suite d'insuffisance nutritive, soit par véritable défaut d'alimentation (carence nutritive, vitaminique, etc.), soit par l'incapacité assimilatrice de l'organisme, on se trouvera en présence du **syndrome de dénutrition.**

Dans le **syndrome d'intoxication digestive**, apparaissent des troubles trophiques électifs qui se présentent rarement à l'état isolé. Ils alternent le plus souvent avec d'autres manifestations secondaires, les atteintes du système locomoteur, c'est-à-dire des muscles, des os et des articulations. On leur donne l'appellation générique d'arthritisme.

Les douleurs ostéo-articulaires, d'abord vagues, mobiles, fugaces, se fixent sur certaines articulations qu'encrassent peu à peu les déchets de la nutrition. Elles engendrent à la longue des raideurs, des craquements, des rétractions et finalement préparent l'apparition d'accidents majeurs de même catégorie, c'est-à-dire des rhumatismes articulaires aigus, chroniques, déformants, des ankyloses (spondylose rhizomélique, arthrite sèche, etc.), de la goutte.

Le système musculaire, d'abord hypertrophié, dans la phase floride de l'intoxication, rappelle alors l'hypertrophie déraisonnable de certains anormaux des milieux athlétiques, dont les performances extraordinaires et de courte durée sont dues à un hyperfonctionnement venu en réponse adaptive à des excitants alimentaires trop copieux ou pernicieux.

## d) Problèmes dans la descendance

Et il n'est pas rare de voir, à ces générations aux muscles exubérants parce que l'organisme neuf a pu établir la compensation réactionnelle, succéder des descendants malingres, affectés d'insuffisance musculaire et de déformations squelettiques. Les myalgies, tours de rein, atrophies et relâchements du tonus musculaire sont alors constatés, qui s'étendent à tous les muscles de l'économie, superficiels et viscéraux, et provoquent des troubles d'asthénie, des ptôses viscérales, des dilatations gastro-intestinales, des débilités myocardiques et respiratoires, etc.

De son côté, le tissu conjonctif répond aux irritations toxiques selon deux processus qui souvent s'associent : la sclérose et l'envahissement graisseux.

## e) Problèmes circulatoires

Le système circulatoire subit de deux façons le contrecoup de l'empoisonnement alimentaire, d'abord par l'irritation directe que les déchets nocifs passés dans le sang provoquent sur l'endothélium vasculaire, puis par les troubles vasomoteurs qui résultent de puissants réflexes partis des voies digestives blessées.

Au début, ces troubles sont purement fonctionnels et consistent en hypertension par pléthore et vasoconstriction, en malaises cardiaques, palpitations, angoisses, fausses cardiopathies (1).

Plus tard, ils engendrent peu à peu des lésions anatomiques d'artériosclérose générale ou viscérale, d'athérome, d'altérations valvulaires, d'extasies artérielles ou veineuses (anévrismes, varices, couperose), de ruptures vasculaires diverses (hémorragies viscérales, cérébrales, hémorroïdales, etc.).

On observe aussi des troubles digestifs très variés (estomac, intestins, foie, etc.). Il faut également tenir compte du **syndrome de déminéralisation.**

## f) L'insuffisance métabolique

La déminéralisation résulte principalement d'une **insuffisance métabolique des substances acides**. Cette incapacité d'assimiler et d'utiliser correctement les acides de l'alimentation est la source, à peu près ignorée des classiques, d'une foule d'affections anémiantes, décalcifiantes, corrosives et secondairement infectieuses, qui puisent en elles leur principale raison d'être et qui, par suite, se guérissent par la diététique anti-acidifiante.

On peut devenir tuberculeux à la suite de viciations métaboliques des substances azotées, hydrocarbonées, chlorurées ou acides, selon que l'on est rhumatisant, diabétique, brightique ou simplement déminéralisé.

Les viandes, les graisses et les sucres, incomplètement transformés, se déversent dans la circulation sous forme de produits acides (urique, lactique, etc.), que l'organisme se montre incapable de brûler, d'oxyder, de transformer en produits alcalins avant de les éliminer. D'autre part,

1. Voir du même auteur : *Traitements naturels des affections circulatoires,* (même collection, Editions Dangles).

cette impuissance métabolique se révèle en même temps à l'égard des matériaux acides qui existent dans un grand nombre d'aliments (tomates, oseille, vinaigre, fruits acidulés).

## g) Les acides

Normalement, en effet, les sels acides des fruits subissent dans l'organisme une oxydation qui les transforme en carbonates alcalins et qui fait qu'en définitive une prise très copieuse d'acides, de jus de citron par exemple, se solde par une puissante alcalinisation des urines, opérée par réaction. Tel est le mécanisme de métamorphose des acides chez les sujets possesseurs d'une vitalité cellulaire intégrale ou tout au moins indemnes d'un trouble sur l'élaboration des acides.

Mais, **chez ceux dont les cellules épuisées sont lésées dans leurs capacités de métabolisme des acides, la neutralisation des acides et sels acides naturels reste imparfaite**, inachevée, et leur passage dans les milieux humoraux se fait sans qu'ils soient entièrement modifiés. C'est alors que, pour éviter des mises en circulation d'acides incomplètement transformés dans le sang et au sein des tissus, de même que pour neutraliser ceux d'origine endogène qui résultent du métabolisme inachevé des viandes, graisses et sucreries, les moyens de préservation naturelle interviennent. Ce que la cellule digestive a été incapable d'accomplir par ses propres forces trop déficientes, le reste de l'organisme s'efforcera de le parfaire. Le mécanisme régulateur de l'alcalinité humorale intervient à ce moment. Il exige une rapide correction des acides venus de l'acte digestif incomplet ou anormal, car l'alcalinité du sang et des humeurs est indispensable à la continuité de la vie et son fléchissement à un taux inférieur à la normale signifie la perte des immunités naturelles et crée l'aptitude morbide et infectieuse.

C'est alors que l'organisme opère la correction nécessaire et pourvoit à l'insuffisance métabolique des cellules digestives vis-à-vis des acides par une mobilisation, un déplacement des bases alcalines et des sels minéraux extraits du fonds constitutionnel de l'organisme. Les minéraux alcalinisants sont donc soutirés aux os, aux dents, aux cellules de tous les tissus par une dégradation défensive et se combineront aux acides prêts à entrer en circulation, de façon à les neutraliser.

### h) Troubles par déminéralisation

En même temps, s'observe une autre défense naturelle. Les émonctoires entrent en jeu pour éliminer les malencontreux produits acides en même temps que la surcharge de sels minéraux arrachés à l'organisme. L'intestin, le rein, la peau, la muqueuse respiratoire, l'utérus, les glandes salivaires et lacrymales, etc., sont alors blessés par ces éliminations corrosives et deviennent le siège de troubles : inflammations, infections dites microbiennes, lithiases, etc.

L'acidification humorale, avec ses troubles de déminéralisation, crée une aptitude morbide spéciale vis-à-vis des infections et surtout de la tuberculose.

On conçoit qu'**une alimentation bien étudiée s'impose**, en même temps que la vitalité de l'organisme sera entretenue ou augmentée par des **mesures bien conçues d'hygiène générale de vie** : grand air et soleil, avec prudence et progressivité, exercice, repos, équilibre émotionnel, etc. Les facteurs de déminéralisation seront, bien entendu, recherchés et éliminés systématiquement. Nous y reviendrons dans la partie consacrée à l'alimentation et aux facteurs naturels de santé.

## 3. Causes des affections arthritiques et rhumatismales

### a) Budget et transfert

Les causes du rhumatisme et de l'arthrite sont de deux ordres, et nous sommes ici en parfait accord avec le docteur Paul Carton :

— D'une part, les **causes budgétaires** du corps, qui résultent d'une alimentation hyperprotidique et hyperminéralisée, encrassant les articulations. Est également en cause une insuffisance de dépense physique, conduisant à une sorte de rouille des tissus. Dans certains cas, le surmenage physique et les excès sont à incriminer car ils conduisent à une fragilisation des articulations.

— Il faut aussi compter avec ce que Carton appelait les « **causes de transfert morbide** », qu'il avait signalées « *à propos de l'action malfaisante des immunités artificielles, créées par les traitements vaccinateurs et sérothérapiques, qui déplacent l'axe des déterminations morbides. En effet, l'entrave apportée aux maladies aiguës, jugulées par les sérums et les vaccins (variole, fièvre typhoïde, diphtérie) ou empêchées par les soins antimicrobiens (rougeole, scarlatine, choléra, etc.) ne fait que retarder et déplacer l'œuvre de la sélection naturelle puisque, les conditions de vie antiphysiologiques n'étant en rien mises en lumière ni corrigées, l'état de préparation morbide, d'intoxication humorale et de détérioration du terrain se perpétue et se trouve même aggravé par les dommages humoraux que créent sérums, vaccins et piqûres chimiques violentes. Ces fautes ne pouvant pas rester impunies, l'œuvre obligatoire de sélection naturelle, détournée de sa voie directe, s'exerce maintenant indirectement par des maladies chroniques et des tares de dégénérescence. Telle est l'explication certaine de la recrudescence des infections et des désordres chroniques que l'on constate dans l'humanité, depuis l'ère pastorienne, qui, à côté de réformes chimiques importantes, a fait négliger totalement le renforcement de la culture essentielle des immunités naturelles du terrain organique, qui peuvent et doivent rester souveraines. Aux maladies aiguës se sont alors substituées les affections et tares chroniques, c'est-à-dire l'accroissement désespérant des cas de folie, de suicide, de cancer, de diabète, d'insuffisances glandulaires, de scléroses neuro-vasculaires, d'arthritisme et de rhumatismes.* »

### b) Les traitements fallacieux

Dans sa diatribe, le docteur Carton poursuit : « *Comment traite-t-on les rhumatisants et les arthritiques ? On leur applique toutes les mesures de dégradation de l'espèce : nourriture toxique et acide, médications chimiques, vaccins, piqûres endocriniennes, aussi attentatoires à la spécificité humorale que les sérums, substances irradiées et rayons destructeurs du capital vital des cellules nobles du corps, enfin falsification des cerveaux, orientés vers des causes irréelles et aveuglés de plus en plus sur les justes règles de guérison et sur les vraies lois de la santé.*

« *C'est dire que le traitement exact du rhumatisme, au lieu d'être l'objet de soins spécialisés, prescrits par des théoriciens sans idées géné-*

*rales, devrait consister d'abord dans l'application du cadre général de vie saine :*

*— nourriture correcte, complète et naturelle ;*
*— exercice et repos alternés logiquement et individualisés ;*
*— hygiène des émonctoires ;*
*— bain d'air et hydrothérapie. »*

### c) Les causes de base

*« Les trois grands facteurs alimentaires du rhumatisme sont :*

1. **La surcharge protidique.** *Suralimentation ; excès de viande ; viandes très putrescibles ; pain complet ; excès de légumes secs.*
2. **La surcharge minérale par excès d'aliments en général,** *même de légumes et de fruits.*
3. **L'acidification humorale,** *résultant de la présence d'acides endogènes (lactique, urique) et exogènes (fruits de mauvaise qualité, insuffisamment mûrs, rhubarbe, oseille, prunes...). Ces acides, pour être neutralisés, mobilisent en effet les sels calcaires des os et des tendons, ce qui encombre finalement de dépôts pathologiques les zones péri-articulaires et les émonctoires (avec formation de lithiases). »*

## 4. Goutte, rhumatisme goutteux et rhumatisme déformant

### a) Le terrain

Le docteur Carton a insisté sur le fait que, pour se déclarer, la goutte et le rhumatisme goutteux doivent rencontrer un terrain organique spécial et des conditions de régime et d'hygiène assez particulières, le tout agissant comme causes déterminantes.

*« La tare héréditaire arthritique du terrain, avec ses insuffisances organiques et ses incapacités métaboliques, est une condition nécessaire du développement des altérations goutteuses. Il faut d'abord que les ascendants aient fait des abus de table (nourriture trop azotée) ou de boissons (boissons fermentées ou distillées) ou des deux à la fois, pour que la seconde ou la troisième génération soit fatiguée, épuisée organi-*

*quement, et ne puisse plus transformer aussi aisément les boissons et les aliments forts.*

*« Les lésions goutteuses sont constituées principalement par les dépôts d'urate de chaux qui se fixent dans les tissus articulaires et péri-articulaires. C'est pourquoi tout ce qui, dans le régime et l'hygiène, produit un* **apport exagéré d'urates** *(matériaux azotés copieux ou concentrés ou toxiques : viandes noires, gibier, porc, jambon, légumes écossés, fromages en excès, cuisine riche, oseille, rhubarbe) et de* **sels minéraux** *(légumes verts cuits sans changement d'eau de cuisson, lait et laitages, pain complet, bouillon de légumes fort, eau calcaire) favorise l'apparition et l'entretien de la goutte. »*

## b) Les carences

*« En même temps, l'insuffisance de la marche et de l'exercice musculaire contribue beaucoup à accroître l'inutilisation des matériaux nutritifs, déjà en surcharge, et l'encrassement des tissus.*

*« De plus, les matériaux azotés forts ou toxiques peuvent, à certaines périodes de l'évolution de la maladie, provenir des tissus du malade lui-même, s'il est soumis à un régime trop hypoazoté ou à un jeûne trop rigoureux. Ici, comme pour toute affection, l'insuffisance nutritive azotée se montre presque aussi fâcheuse que l'excès. »*

## c) La synthèse nutritionnelle

*« En outre, la bonne synthèse de tous les matériaux alimentaires est fort utile pour assurer la nutrition correcte et l'utilisation minérale des rations normales, chez les goutteux. La ration sucrée, entre autres, doit toujours être attentivement réglée, bien suffisante et appropriée selon les saisons, les années et les tolérances individuelles.*

*« Ordinairement, les traitements classiques de la goutte sont mal dirigés. Parfois, ils se bornent à la prescription de médicaments : colchique, salicylate, aspirine, pyramidon, etc. Si un régime est prescrit, il porte presque toujours à côté de la vérité clinique, parce qu'il est basé sur des théories de laboratoire, démenties par l'expérience clinique.*

*« C'est ainsi que le laboratoire proscrit tous les aliments dits à purines, tels que les viandes blanches, qui pourtant sont toujours mieux tolé-*

*rées que les rouges, les épinards et les haricots verts qui, si on les cuit à plusieurs eaux, pour abaisser leur minéralisation, sont tolérés, sauf au cours des étés très secs et des années de grande activité des taches solaires. A côté de cela, les légumes secs si dangereux, le lait et les laitages trop riches en chaux, les bouillons de légumes forts, la tomate, le jambon (jambe de porc) sont spécialement recommandés par ces praticiens ignorants. »*

## 5. L'acide urique : ennemi n° 1

### a) Biochimie

L'acide urique est une des substances les plus nocives pour l'organisme. Son étude nécessite d'abord celle des **nucléo-protéines.**

Les nucléo-protéines résultent de la combinaison d'un acide phosphorique organique (acide nucléique) avec une protéine des histones basiques. Les nucléo-protéines et les nucléines sont des constituants des noyaux des cellules et elles sont très abondantes dans les tissus glandulaires animaux tels que le thymus, la rate et le pancréas.

Les nucléo-protéines se trouvent dans tous les protides alimentaires d'origine animale, sauf dans les œufs et le lait.

Pendant les processus métaboliques et ceux de dégénération, les nucléo-protéines subissent une hydrolyse et une action enzymatique et se décomposent ou se divisent d'abord en protéine et nucléine. De la nucléine dérive l'acide nucléique. Celui-ci se décompose en acide phosphorique, acide sulfurique et purines. Les purines se décomposent ultérieurement en substances telles que adénine et guanine qui, par oxydation, donnent la scanthine et l'hypozanthine. **Le produit final est l'acide urique.**

### b) Homme et carnivores

L'acide urique excrété par l'homme est le sous-produit terminal de la décomposition des purines. Chez les animaux carnivores, le produit terminal n'est pas l'acide urique mais une substance plus simple : l'allantoïne. L'acide urique de l'homme est dérivé soit des nucléines de la nourriture ingérée, soit des nucléo-protéines des propres tissus du corps.

Ajoutons que deux causes principales favorisent la formation d'acide urique endogène (interne, sous-produit du métabolisme cellulaire) : l'activité musculaire intense et les états fébriles accompagnés d'une accélération du métabolisme azoté.

L'acide urique, sous sa forme chimique, est un solide blanc et cristallin inodore et insipide, difficilement soluble dans l'eau (1/15 000), ce qui explique qu'il se dépose rapidement dans les tissus. Conséquences : sclérose, durcissement, formation de concrétions spécialement dans le foie, les reins, les cartilages des articulations, les muscles, d'où calculs hépatiques, biliaires, rénaux, rhumatisme, goutte, sciatique, névrite.

## c) Les précipitations

L'acide urique est soluble dans les acides concentrés et les alcalis. Quand des solutions colloïdales contiennent des substances opposées, beaucoup de colloïdes sont précipités par d'autres solutions colloïdales. C'est le cas lorsque le constituant actif d'alcaloïdes tel que le cacao, le thé, le café (c'est-à-dire théobromine, tannin et caféine) vient en contact avec l'acide urique, causant sa précipitation en cristaux d'urates très peu solubles.

Le processus de la précipitation de l'acide urique et son dépôt dans les tissus est illustré par l'expérience suivante :

Ajoutons du blanc d'œuf (colloïde) au thé ou au café chaud : le colloïde se combine avec les éléments amers du thé ou du café (acide tannique ou caféine) et les précipite, enlevant le goût amer de ces boissons et les rendant plus douces et plus savoureuses. Une réaction semblable se produit dans le corps par la caféine, l'acide tannique et la théobromine quand ils se combinent avec l'acide urique du sang, étant donné que l'acide urique possède les mêmes propriétés colloïdales que le blanc d'œuf.

Les alcaloïdes ci-dessus mentionnés (acide urique, xanthines et bases uriques) peuvent aussi être précipités par des acides minéraux ou organiques de même que par l'alcool, la nicotine, certains médicaments (nombreux).

**TABLEAU DES PURINES** (d'après le docteur Moller)

| Aliments animaux | | Aliments végétaux | |
|---|---|---|---|
| Extrait de viande Liebig | 3 063 | Thé | 2 800 |
| Ris de veau | 1 050 | Kola | 2 200 |
| Sardines à l'huile | 315 | Cacao en poudre | 1 880 |
| Foie | 244 | Café torréfié | 1 160 |
| Viande de bœuf | 155 | Lentilles | 142 |
| Sole | 136 | Avoine | 79 |
| Porc | 108 | Pois verts | 71 |
| Veau | 100 | Epinards | 52 |
| Poule | 76 | Asperges | 50 |
| Homard | 58 | Choux-fleurs | 21 |
| Fromage | 58 | Champignons | 13 |

Le tapioca (manioc), le chou blanc, les oignons, les fruits secs et les fruits frais ne contiennent pas de purines.

Les carnivores absorbent, en plus de l'acide urique, d'autres produits de déchets toxiques présents dans les tissus animaux au moment de l'abattage de ceux-ci : créatine, créatinine, leucomaïnes, ptomaïnes, urée, D.D.T., antibiotiques, etc.

Ainsi la consommation de viande, de légumineuses, de thé, de café, de cacao, etc., accroît considérablement le travail exigé de ces deux organes vitaux que sont le foie et les reins.

L'acide urique, s'il n'est pas rapidement et correctement éliminé, est un poison pour l'organisme humain. Or, **la capacité d'éliminer l'acide urique est très limitée chez l'homme.** Ses reins ne semblent pas être aptes à éliminer ce poison aussi rapidement qu'il est formé si l'alimentation contient un excès d'aliments riches en purines.

*

* *

### d) Pour une alimentation atoxique

Des analyses d'urines de groupes divers d'hommes ont montré que, pendant 24 heures :

— les hommes vivant exclusivement de pain éliminent 0,25 g d'acide urique ;

— les hommes vivant exclusivement de viande éliminent 1,30 g d'acide urique ;

— les hommes recevant une alimentation mixte éliminent 0,55 g d'acide urique.

On peut penser qu'une alimentation de légumes verts, de fruits et de fruits oléagineux aurait donné lieu à une émission encore plus faible d'acide urique que dans le cas du régime exclusif de pain.

**Un régime carné produit dans le corps 4 ou 5 fois plus d'acide urique qu'un régime végétarien.**

Les animaux carnivores (chien, chat, tigre, etc. ) sont mieux équipés que l'homme pour décomposer et éliminer l'acide urique. Ils possèdent proportionnellement un foie plus volumineux et un enzyme appelé uricase, qui a la propriété de transformer l'acide urique en un sous-produit : l'allantoïne, plus aisément éliminé. Mais l'uricase n'est pas trouvé dans l'organisme humain, d'où la difficulté que celui-ci éprouve pour éliminer l'acide urique. Des expériences ont montré que, chez des chiens de diverses espèces, 98 % de l'acide urique est oxydé pour former l'allantoïne avant excrétion.

**L'organisme des animaux normalement végétariens (l'homme inclus) n'est pas adapté à l'élimination efficiente de l'acide urique.**

Chez l'homme et les singes dits « supérieurs », le pourcentage d'acide urique converti en allantoïne est de 0 à 2 % seulement. Ainsi, chez l'homme et chez les animaux végétariens, **une partie de l'acide urique formé est éliminée telle quelle, par excrétion forcée, à travers les reins, qu'il irrite et dégrade.**

L'acide urique non éliminé est, nous le savons, précipité par des acides ou des alcaloïdes et se dépose dans les tissus (muscles et articulations).

Nous concevons donc mieux maintenant l'importance du rôle joué par l'acide urique et les aliments riches en purines dans les processus de sclérose, d'arthritisation et de formation des calculs biliaires et rénaux.

### e) L'infiltration uratique

C'est une forme de pétrification de certains tissus caractérisée par un dépôt d'urate de sodium et d'une certaine quantité de bicarbonates et de phosphates.

**Causes de l'infiltration uratique :** principalement, ingestion de quantités excessives d'aliments pourvoyeurs d'acide urique (viande, poisson, légumineuses).

## 6. Synthèse : l'intoxication (ou toxémie) cause de maladies

### a) Un facteur essentiel

Dans les maladies rhumatismales et arthritiques comme dans la majorité des autres, un facteur important est représenté par le phénomène que nous appelons toxémie. Nous donnons la définition générale suivante de la toxémie :

**Etat organique caractérisé par la présence dans le sang, la lymphe, les sécrétions et les cellules, de toute substance (de quelque source et de quelque nature que ce soit) contraire aux besoins des cellules et de l'organisme. Au-delà d'un certain seuil, la toxémie cause une altération du fonctionnement** (et parfois de la structure) **de l'organisme.**

### b) Origine de la toxémie

Le métabolisme de la cellule forme des sous-produits, des déchets toxiques. Normalement, les cellules rejettent ces déchets dans la lymphe, qui les transporte dans le sang, lequel les charrie à son tour jusqu'aux organes d'excrétion chargés de leur élimination (foie, reins, peau, poumons, intestins, etc.). Il s'agit ici d'une **intoxination.**

Il s'y ajoute fréquemment une **intoxication** due à l'introduction frauduleuse dans le sang, les humeurs et les cellules de substances toxiques (médicaments et drogues, additifs alimentaires, produits venant de la culture, du stockage, de l'élevage, etc.).

Tant que l'élimination s'opère d'une manière satisfaisante et normale, c'est-à-dire tant que les cellules, le sang et la lymphe se purifient régulièrement, la santé des cellules et la santé générale sont assurées. Lorsque l'élimination devient insuffisante, les toxines et les toxiques s'accumulent dans la cellule.

## c) Energie nerveuse et énervation

L'élimination est assurée normalement tant que l'énergie nerveuse dont dispose l'organisme est à son niveau optimal. Ce niveau vient-il à baisser, les fonctions organiques s'affaiblissent. **L'abaissement du potentiel nerveux (énervation) a pour conséquence une réduction de l'élimination. La toxémie est donc un effet de l'énervation.**

Comment donc survient l'énervation ?

L'énergie nerveuse est utilisée par les différentes fonctions de l'organisme : nutrition, motilité, reproduction, activité cérébrale. Chaque action organique, même légère et de très courte durée, d'une partie quelconque du corps entraîne une perte ou une dépense d'énergie. Celle-ci est normalement récupérée au cours du sommeil et du repos. Lorsque la dépense énergétique est supérieure à la récupération, les réserves dont dispose l'organisme s'épuisent. L'énervation apparaît et s'accroît progressivement tant que les mêmes habitudes persistent.

## d) Causes lointaines de la maladie

L'énervation est la cause immédiate de la maladie. Elle-même est due aux causes lointaines suivantes :

— **Excès.** Les excès de toute nature entraînent toujours une dépense inutile d'énergie. La suralimentation, le surmenage, les bains excessivement chauds ou froids prolongés, les températures extrêmes, la surexposition au soleil, l'excès de travail non compensé par le repos, la tension nerveuse permanente, etc., conduisent à l'énervation.

— **Déficiences et carences.** L'alimentation carencée, dénaturée, l'insuffisance de soleil, d'air pur, d'eau pure, de grand air, d'exercice, etc., réduisent la récupération de l'énergie nerveuse.

— **L'excitation.** L'habitude générale de prendre des excitants et drogues (médicaments pour combattre la fatigue, café, thé fort, Coca-Cola et boissons apparentées, usage du tabac, de l'alcool, des condiments irritants, etc.) conduit à une insuffisance de repos cellulaire et à l'énervation.

**Causes psychologiques et psychosociologiques :** peur, anxiété, haine, insatisfaction, exaltation, envie, jalousie, complexes d'abandon, d'infériorité, de culpabilité, etc., sont des facteurs d'énervation. D'autre part, le bruit, les risques de guerre et de chômage, les excès de spectacles excitants, la fatigue excessive due à la télévision, etc., le milieu sociologique actuel sont des causes non négligeables d'énervation.

**Environnement physique et radiations :** les climats froids et humides ou trop chauds, l'ionisation excessivement positive de l'air, certains phénomènes telluriques (qu'étudie notamment la géobiologie) peuvent être des facteurs pathogènes trop négligés.

**La maladie a donc des causes très complexes.**

La maladie est la conséquence d'antécédents très variés, propres à l'individu ou à ses géniteurs ainsi qu'à son milieu de vie. Il n'existe pas de cause unique dans ce domaine. Quand un individu est saturé de toxines et de toxiques, toute influence énervante additionnelle qui vient inhiber l'élimination élèvera le niveau de toxémie au-dessus du point de tolérance et rendra nécessaire un processus organique d'élimination libératrice. Cette influence additionnelle pourra être : une température très élevée ou très basse, un repas trop copieux, un excitant, des émotions excessives, un excès momentané de dépenses physiques, une émotion... Chez un sujet surtoxémique, apparaîtra donc une crise dite de désintoxication que l'on appellera maladie et que l'on imputera à l'influence additionnelle, ou cause déclenchante, alors que celle-ci n'est en fait que secondaire et tout à fait occasionnelle : la cause des troubles est en fait la toxémie.

La **crise de désintoxication,** que l'on appelle maladie aiguë, est caractérisée par la fièvre, la transpiration accrue, les éliminations par la bouche, l'anus, la peau, les reins, les poumons..., les urines chargées, l'haleine fétide.

## e) Calcium et acide urique

Chez certains individus, des microcristaux de pyrophosphate de calcium ou d'acide urique se sont déposés notamment dans les articulations. A la température normale du sang (37°), ces cristaux sont solides et ils lèsent les articulations (notamment les cartilages) ainsi que les muscles et les nerfs, produisant des douleurs. **Lorsque la température du corps s'élève suffisamment, ces cristaux peuvent devenir liquides et être emportés par le sang,** transformés au cours de leur passage dans le foie et éliminés par les reins et la peau notamment. La fièvre localisée dans l'inflammation rhumatismale est donc normale et même nécessaire. Grâce à la crise de désintoxication induite spontanément par l'organisme, l'individu se trouvera progressivement délivré des substances qui l'encombraient.

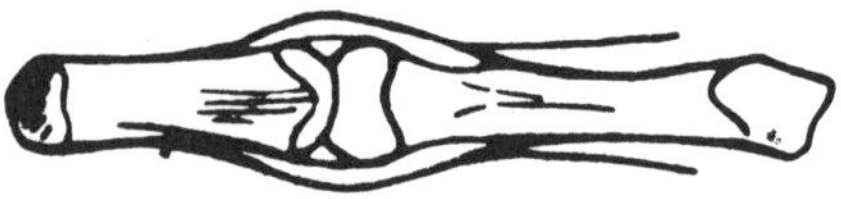

Articulation normale.

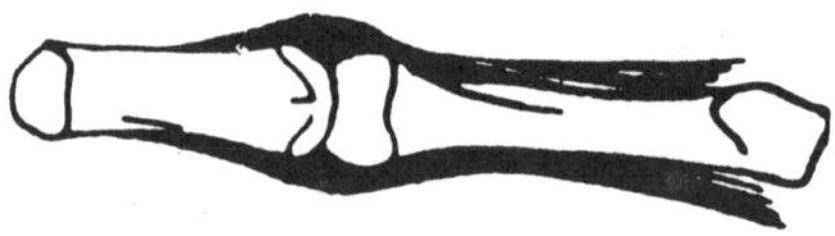

Articulation arthritique : métabolisme calcique perturbé.

## f) Les « étiquettes »

Les troubles aigus sont étiquetés suivant leurs formes apparentes et leur localisation. Dans le rhumatisme, nous avons ainsi une inflammation des articulations et des tissus musculaires ou autres.

L'appellation « *goutte* » s'applique habituellement aux inflammations des articulations des orteils. Le terme « *rhumatisme* » peut aussi désigner l'inflammation musculaire. Le lumbago est le rhumatisme du dos dans la région lombaire. On peut en citer bien d'autres formes, par exemple le rhumatisme intercostal.

L'arthrite rhumatoïde et l'arthrite déformante sont des processus au cours desquels les articulations s'enflamment puis se déforment.

Dans la crise aiguë de désintoxication, nous l'avons vu, la douleur est souvent très sévère et s'accompagne de fièvre, d'inflammation et de tuméfaction.

## g) Les faux traitements

Des formes aiguës et subaiguës peuvent réapparaître à plusieurs reprises et devenir progressivement chroniques. En effet, **la crise aiguë donne généralement lieu à un traitement suppressif,** par médicaments ou autres pratiques. Toutefois, la cause de base — la toxémie — n'est pas supprimée. Les symptômes ont été tout simplement masqués, refoulés : de plus, l'intoxication médicamenteuse a accentué la toxémie. Dès lors, l'organisme et les cellules perdent progressivement de leur énergie nerveuse. Ils ne peuvent plus éliminer suffisamment les toxines et les toxiques qu'ils recèlent. Ils se sénilisent et se sclérosent. L'évolution inéluctable s'oriente donc vers la chronicité.

La goutte et l'arthrite chronique (arthrose) tendent à gagner progressivement d'autres articulations et d'autres groupes musculaires, où une dégradation se produit et s'accentue : des cartilages se détruisent ; des articulations se soudent ; l'ankylose se développe.

Des structures osseuses se tuméfient d'une manière chronique et les déformations deviennent parfois monstrueuses (notamment dans la périarthrite évolutive).

Faut-il donc imputer à un microbe ou à un virus un trouble qui est en réalité en rapport fondamental avec :

— une diathèse (terrain, tendance pathologique) rhumatismale, encore appelée diathèse goutteuse lithiasique ;

— en même temps, un état d'énervation et de toxémie engendré par des habitudes incorrectes d'alimentation, de vie, d'habitat ?

## h) Symptômes et complications cardiaques

Dans le rhumatisme articulaire aigu, et d'ailleurs dans les autres formes de rhumatisme et d'arthrite, les articulations sont habituellement plus ou moins raides et ankylosées. Les douleurs et la gêne sont souvent plus accentuées après le repas et au lever.

L'angine dite *streptococcique* apparaît souvent en même temps que le rhumatisme articulaire aigu. C'est pourquoi on considère habituellement l'angine comme la cause du rhumatisme, que l'on appelle alors *rhumatisme infectieux.* N'y a-t-il pas là, plutôt qu'un rapport de cause à effet, deux effets concomitants de causes plus profondes ?

On observe également des *lésions cardiaques* telles que le rétrécissement mitral, l'insuffisance mitrale ou l'insuffisance aortique. Ces lésions sont fréquemment appelées *rhumatismes cardiaques.* De petits grains de fibrine se déposent le long des valvules du cœur ; ces dépôts empêchent la fermeture normale des valvules et il en résulte des troubles tels que le souffle au cœur, accompagnant souvent la *myocardite,* l'*endocardite* et la *péricardite* (inflammations du muscle cardiaque).

Faut-il pour autant prétendre que le rhumatisme est la cause des troubles cardiaques ? Là encore, ne sont-ce pas deux effets concomitants d'une cause plus profonde, la toxémie, dont les microbes ne seraient que les sous-produits ?

Les troubles cardiaques ont également des causes souvent ignorées ou dissimulées. Par exemple, au début du siècle, un médecin anglais, sir Lauter Brenton, signalait que le *salicylate,* qui réduit les douleurs rhumatismales, ajoute probablement des troubles cardiaques aux troubles inflammatoires locaux.

L'*antipyrine* et le *pyramidon* peuvent induire de l'hypotension, de la cyanose, de l'œdème, des accidents sanguins, comme d'ailleurs bien des barbituriques (Véronal, Dial, Sonéryl, Gardénal...).

On observe des troubles cardiaques après l'administration d'*extraits surrénaux* et autres extraits de synthèse. La *vitamine D synthétique* peut produire elle-même, à forte dose, de l'hypertension.

## i) Les douleurs de la croissance

Chez l'enfant, certains troubles sont souvent considérés comme « douleurs normales de croissance ». On n'observe ni fièvre ni transpiration et l'enfant traverse de longues périodes sans souffrir. Il n'est pas considéré comme un malade et sa famille pense qu'il traverse une « mauvaise période » dont il se remettra facilement, et qui ne présente aucune importance particulière. On n'en cherche pas la cause ; tout au plus se contente-t-on d'administrer des médicaments dont on attend une réduction des symptômes.

Les effets d'un tel comportement apparaîtront à plus longue échéance ; plus tard on découvrira un cœur en mauvais état et une diathèse arthritique déjà bien avancée. Ce rapport entre les douleurs de la croissance et l'affection du cœur appelée *sténose mitrale* (ou *insuffisance mitrale*) est incontestable.

Les enfants sous-minéralisés, à tendance rachitique, présentent souvent des problèmes articulaires qui se traduisent par des gonflements, de la douleur par période avec, un peu plus tard, destruction progressive des cartilages, d'où résulteront d'autres sources de douleurs et d'inflammation, à l'adolescence ou à l'âge adulte. **L'attention doit être attirée aussi bien sur les risques de la sous-nutrition et de l'insuffisance de minéralisation que sur les effets des excès protidiques par exemple.**

Le rhumatisant et l'arthritique peuvent-ils se rétablir ? C'est à la faveur de la crise de désintoxication (maladie aiguë), nous l'avons vu, que l'organisme tente de se libérer de son intoxication et de rétablir l'intégrité de ses structures. Les voies auxquelles il recourt spontanément sont alors très variées. En effet, il doit neutraliser, expulser ou, lorsque l'expulsion n'est pas possible, encapsuler les substances nocives, toxiques. Il fera donc intervenir des sécrétions diverses ainsi que des moyens tels que l'accélération du péristaltisme intestinal, l'accélération du rythme cardiaque, la transpiration, la miction plus abondante, avec urine chargée, l'inflammation avec fièvre et catarrhe, les éruptions cutanées, les émissions accrues par la bouche, etc., mais aussi des mesures conservatrices telles que la fatigue, qui tend à obliger l'individu à se mettre au repos. Rappelons aussi que grâce à l'élévation de la température qui interviendra localement, là où existent des dépôts d'acide urique notamment, la dissolution et l'élimination de ces cristaux deviendront possibles.

**L'inflammation locale indique donc un travail organique qui est en cours, et il faut éviter de la troubler ou de l'interrompre par des interventions symptomatiques malencontreuses** telles que les compresses d'eau froide, la mobilisation forcée, les drogues anti-inflammatoires, etc.

C'est grâce à ce travail de désintoxication, qui se traduit par des symptômes locaux, que l'organisme opère sa propre guérison.

Le rhumatisme articulaire aigu, s'il est soigné correctement, c'est-à-dire s'il est respecté, conduit à la guérison de l'organisme, ou plus exactement il indique que l'organisme est en train de **se guérir.**

Dans les troubles chroniques (polyarthrite rhumatoïde, spondylarthrite ankylosante, arthrose...), le retour d'une inflammation, c'est-à-dire d'une crise aiguë, indique que l'organisme a récupéré suffisamment d'énergie nerveuse, de vitalité, pour être en mesure d'accomplir un effort de libération, de rétablissement. Certes, celui-ci ne sera pas parfait du premier coup et, fréquemment, des crises de désintoxication interviendront successivement, à des niveaux différents. C'est ainsi que l'inflammation du coude, par exemple, sera suivie par l'inflammation de l'épaule, puis par celle de l'articulation du poignet, du genou, etc.

**Le patient traversera donc des périodes de désintoxication qu'il devra accepter avec lucidité, patience et espoir car elles sont pour lui — qui était considéré comme incurable — le signe d'une libération progressive,** qui sera plus ou moins active suivant l'énergie nerveuse dont dispose son organisme. Cette énergie nerveuse, il pourra la fortifier et la retrouver graduellement, grâce à l'application judicieuse des facteurs naturels de santé et à la paix thérapeutique.

## j) Hypothèses scientifiques récentes

On a rapporté l'arthrite à un désordre immunitaire (du système H.L.A. : Human Leucocyte Antigen) ou à une surcharge en fer. Quels que soient les troubles observés, il est nécessaire d'en rechercher les causes. Celles-ci se situent dans un défaut réciproque d'ajustement chez l'individu et son environnement. Nous sommes donc ramenés à la notion de **facteurs naturels de santé,** dont la mise en œuvre personnalisée assure le plus haut niveau de défenses naturelles et l'harmonie interne des fonctions biologiques et psychologiques, condition essentielle de la santé.

*

* *

## 7. Arthrose, mal au dos et colonne vertébrale

### a) Rappel anatomique

Afin de mieux faire comprendre les explications que nous allons donner, il est utile de rappeler quelques notions d'anatomie et de physiologie de la colonne vertébrale (ou *rachis*).

Celle-ci est constituée de vertèbres, de disques intervertébraux, de ligaments, de muscles et d'une structure nerveuse : la moelle épinière.

Vingt-quatre vertèbres constituent la colonne vertébrale proprement dite : 7 vertèbres cervicales (qui forment le cou), 12 vertèbres dorsales qui portent chacune une paire de côtes, 5 vertèbres lombaires, avec un prolongement vers le bas : sacrum et coccyx.

Entre deux vertèbres existe un disque intervertébral souple unissant ces vertèbres tout en permettant la mobilité et la flexibilité de la partie en question. Des ligaments relient entre elles les vertèbres et assurent la solidité de la structure générale. Les muscles de la colonne vertébrale assurent les différents mouvements de cette même structure.

Partant de la moelle épinière, on observe des racines nerveuses (nerfs rachidiens). La moelle épinière est protégée dans la colonne vertébrale et les nerfs vont innerver les membres, le tronc et différents organes, assurant la sensibilité et la motricité de la partie correspondante du corps.

Des lésions vertébrales et intervertébrales peuvent comprimer un nerf rachidien et retentir sur la partie du corps correspondante : telle est une des explications des névralgies cervico-brachiales (lésions des rachis cervicaux retentissant sur le bras), des cruralgies et des sciatiques (lésions du rachis lombaire).

### b) Les algies

L'algie est une douleur : *cervicalgie,* douleur au cou ; *lombalgie* : douleur dans la région des reins, etc.

Les statistiques médicales actuelles montrent que **50 % de la clientèle des rhumatologues est constituée par des victimes du « mal de**

**dos** ». Nos contemporains sont trop sédentaires, assis dans leur voiture ou leur bureau, devant leur télévision ; ils subissent des trépidations parfois très dures. La colonne vertébrale du civilisé n'est plus guère en état d'effectuer les mouvements et de supporter les efforts nécessités par le port de certaines charges. Il arrive même fréquemment que des algies surviennent au cours des simples mouvements quotidiens. Il ne faut cependant pas confondre la souffrance du rachis (colonne vertébrale) et le mal de dos.

### c) Causes du mal de dos

Chez la femme enceinte, le poids et le centre de gravité varient dans la projection vers l'avant, d'où résulte un déséquilibre au moins temporaire dans la répartition du poids du corps et des charges transportées.

L'enfant souffre fréquemment de **déformations,** notamment de scoliose (la colonne étant déviée en forme de S). Les causes peuvent en être le port de cartables trop lourds ou un mauvais maintien de l'écolier sur son siège. Dans certains cas, une origine héréditaire peut être trouvée à la scoliose de l'enfant.

L'adulte peut également souffrir de douleurs dorsales dues à des efforts inadaptés lors de la manipulation de lourdes charges, ce qui inflige de fortes contraintes en porte-à-faux à la colonne vertébrale. Certains métiers aggravent les risques de mal de dos : agriculteurs sur leur tracteur, conducteurs d'engins de terrassement, dactylographes, certains métiers de la mécanique, etc.

Vers l'âge de 30 ou 40 ans, on observe souvent des douleurs articulaires chroniques dues à un processus osseux dégénératif, l'**arthrose,** accompagné d'une décalcification (ou d'une déminéralisation) plus ou moins importante, pouvant conduire à l'**ostéoporose.** Dans certains cas, on observe une tétanisation de muscles intoxiqués par l'acide urique ou lactique.

Certaines douleurs dorsales sont le signe d'une infection pulmonaire ou d'une lésion du poumon ou de la plèvre (tissu enveloppant le poumon).

Les **troubles digestifs ou pancréatiques** peuvent également se manifester sous forme « réflexe dans le dos » (sous l'omoplate ou à l'angle des vertèbres et des côtes).

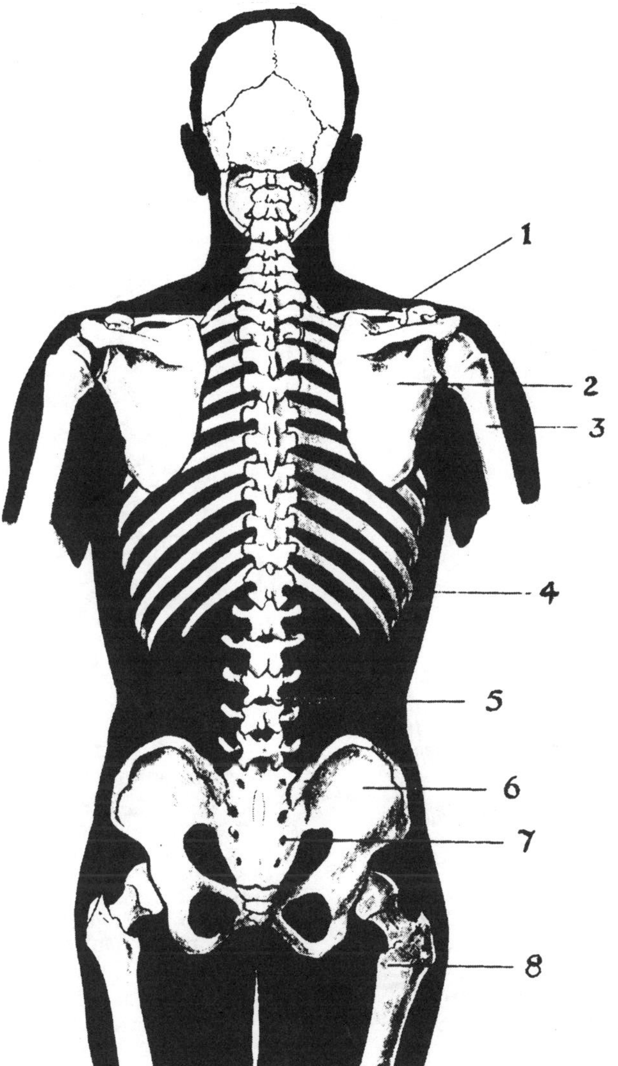


Vue postérieure montrant la jonction du rachis et d'autres os. 1 - Clavicule. 2 - Omoplate. 3 - Humérus. 4 - Côtes. 5 - Rachis (colonne vertébrale). 6 - Pelvis. 7 - Sacrum. 8 - Fémur.

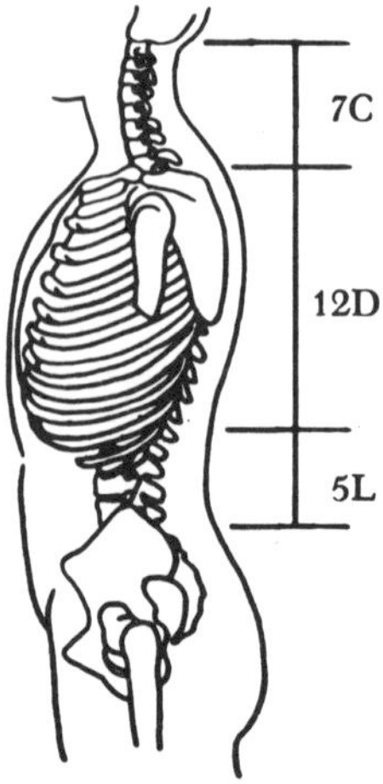


**Structure du rachis :**
7 cervicales (C)
12 dorsales (D)
5 lombaires (L)

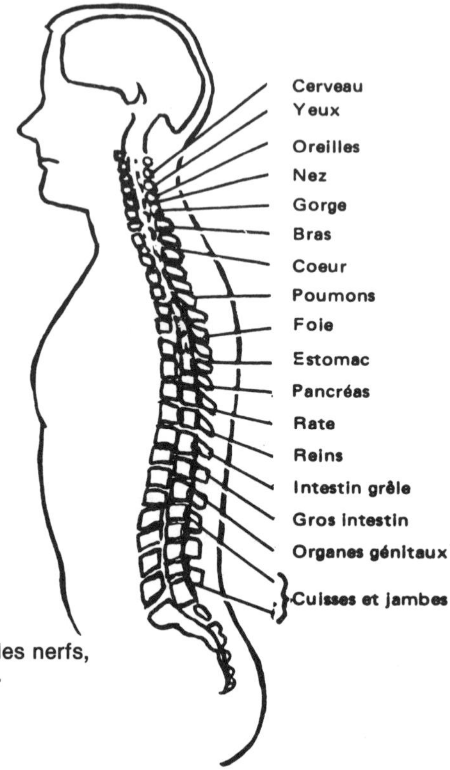


Sans l'influx nerveux transmis par les nerfs, les fonctions organiques s'altèrent.

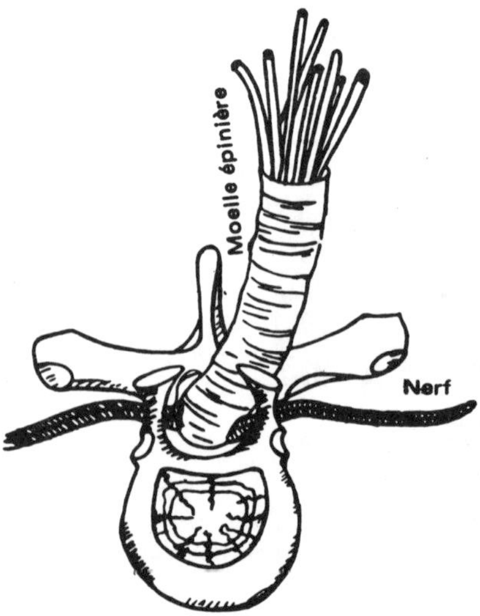


**Relations entre la vertèbre et les nerfs.**

Tous les nerfs, comme les fils d'un circuit électrique, conduisent l'influx nerveux jusqu'au cerveau.
Ces nerfs qui partent de la moelle épinière conduisent l'influx nerveux jusqu'aux différentes parties du corps, en les maintenant en relation avec le cerveau.

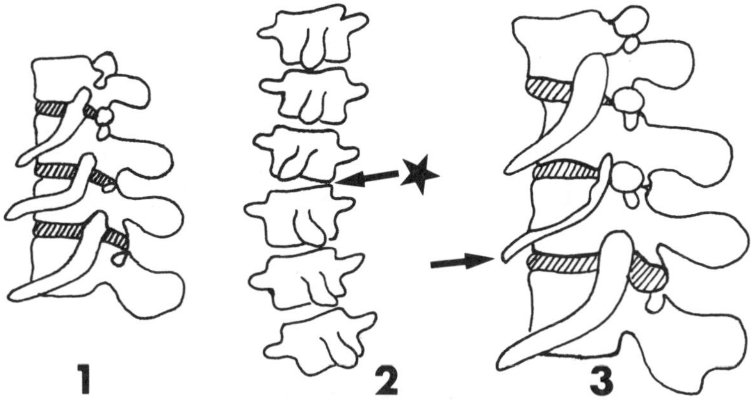


1. Les disques intervertébraux absorbent les chocs.
2. Pincement du nerf par suite de rotation de la vertèbre = disque abîmé.
3. A noter le nerf pincé par suite de vertèbres courbées.

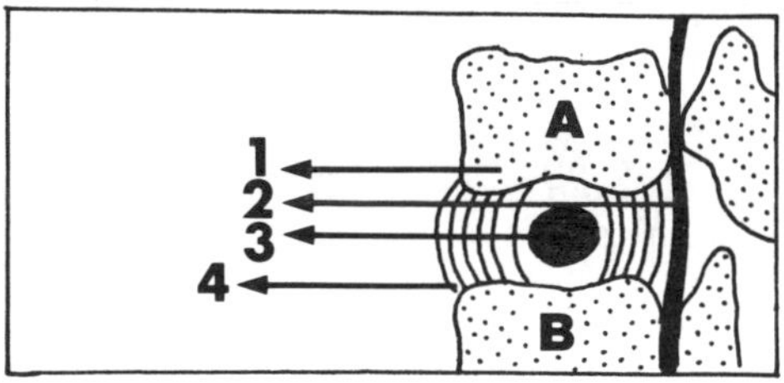


**Disque normal :**

A : L4 ou L5
B : L5 ou S1
1 : corps vertébral.
2 : racine du nerf sciatique.
3 : noyau.
4 : anneau fibreux en pelure d'oignon.

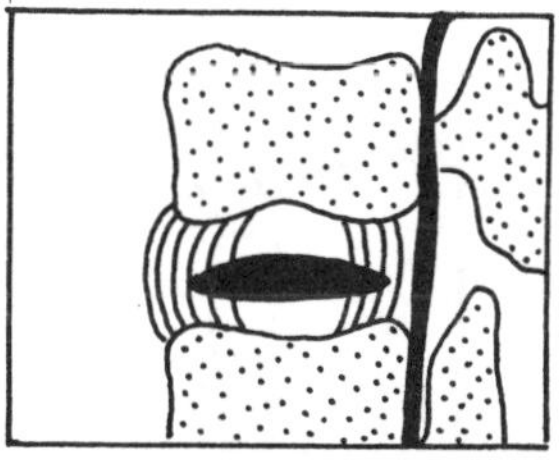

**Mécanisme du lumbago**

Le noyau s'écrase et se déplace vers la partie postérieure de l'anneau fibreux, faisant hernie, mais sans toucher le nerf sciatique.

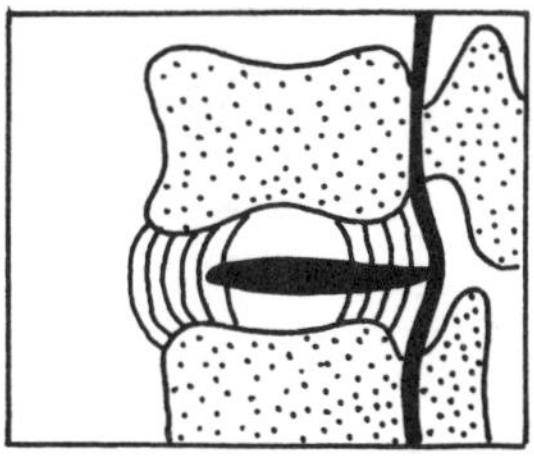

**Mécanisme de la sciatique**

Le noyau fait hernie sur la face postérieure de l'anneau, comprimant une racine du nerf sciatique.

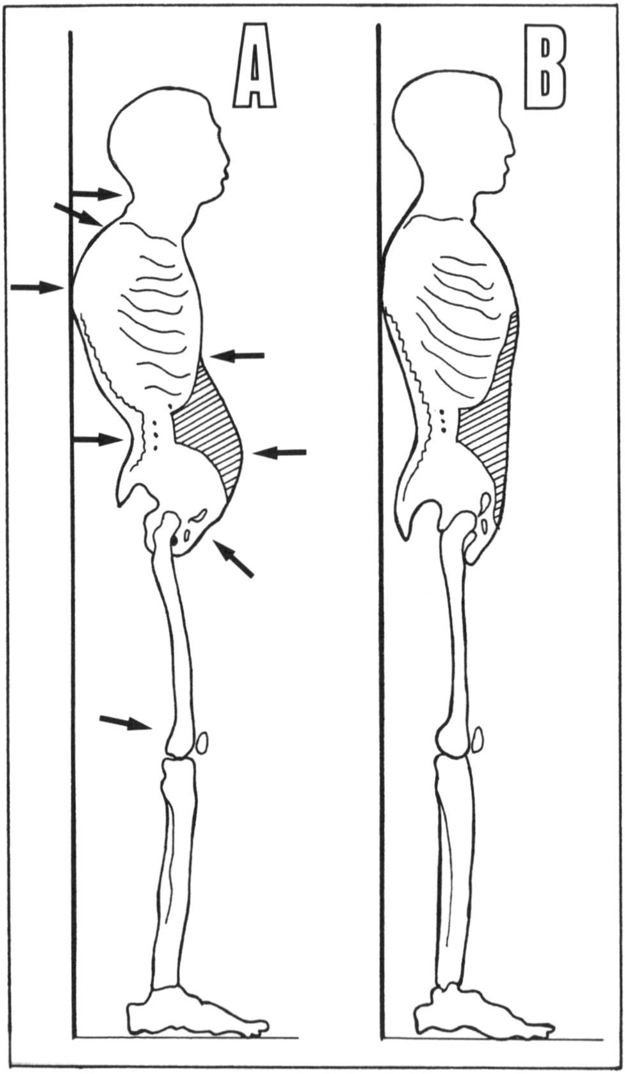


A : **Posture vulnérable** (flèches = tensions anormales).
B : **Posture de protection.**

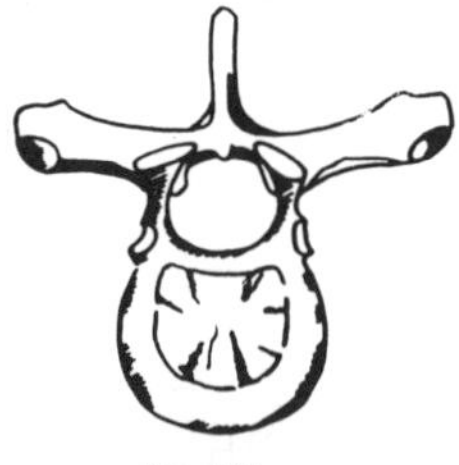

Vertèbre, vue de dessus.

# POSITIONS DÉFECTUEUSES DÉCONSEILLÉES

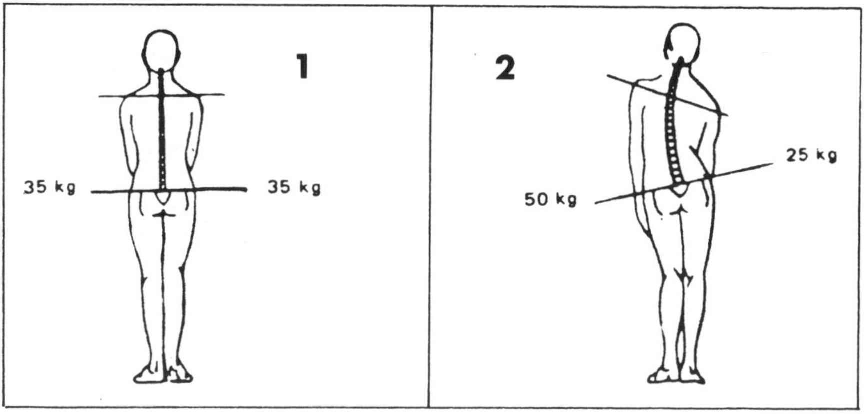


1. Lorsque la colonne est bien verticale, le poids est équilibré.
2. Lorsque la colonne est penchée, le poids est mal distribué.

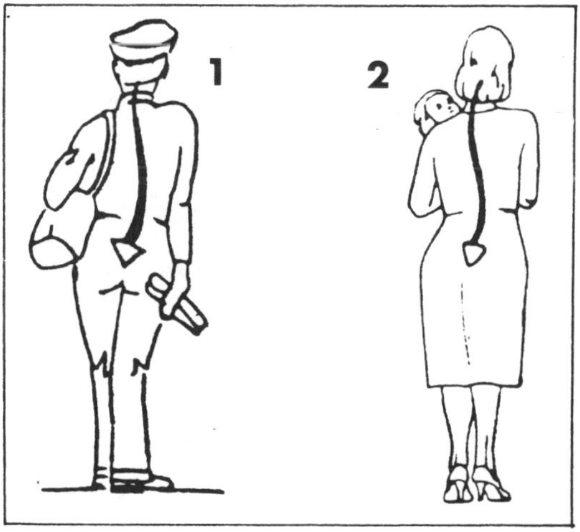


1. Position de travail incorrecte.
2. Femme tenant un enfant en position incorrecte.

## POSITION ASSISE ET DOULEURS LOMBAIRES

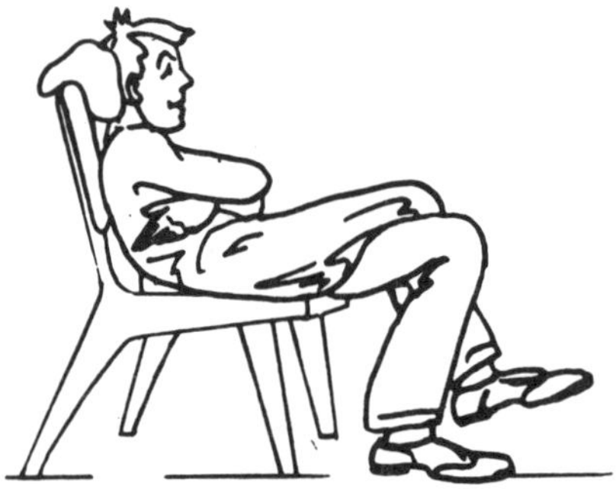

Position assise défectueuse

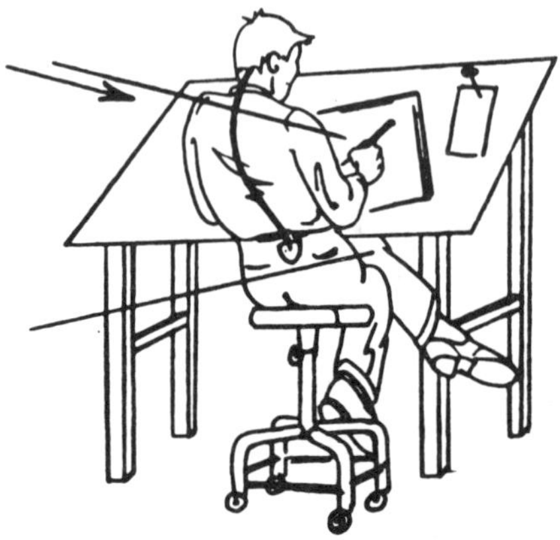

La déformation est visible

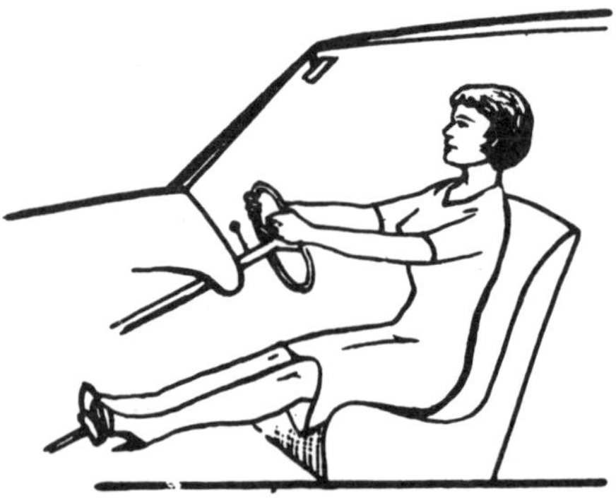

Jambes trop tendues,
dos fatigué.

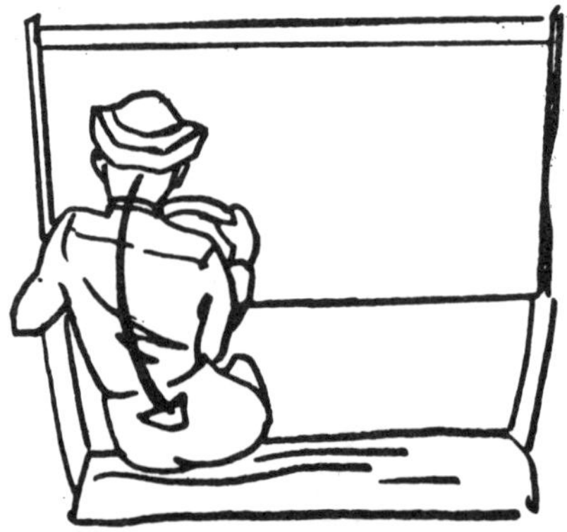

Conducteur d'automobile
en position incorrecte.

La position assise prolongée entraîne un raccourcissement des muscles psoas iliaques. Ces muscles fléchisseurs des jambes sur le bassin tendent alors à produire une rotation du bassin vers l'avant. Des tensions anormales se produisent dans des zones éloignées du bassin, jusqu'au cou et aux genoux (et même aux pieds).

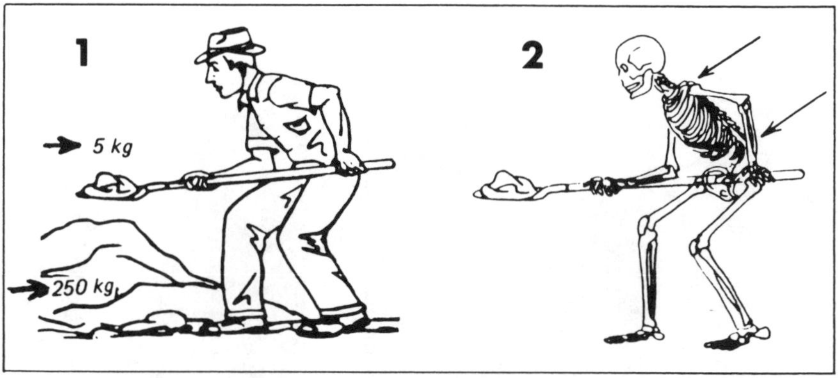


1 : effet cumulatif de l'exercice ou du travail.
2 : endroits où l'effet cumulatif est ressenti.

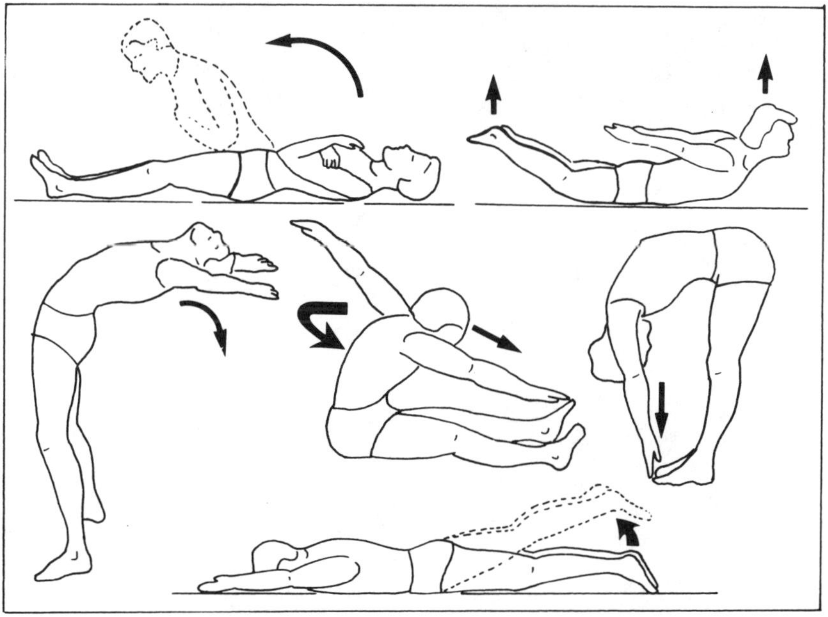

Ces exercices exécutés sans précaution risquent d'être traumatisants pour la colonne vertébrale.

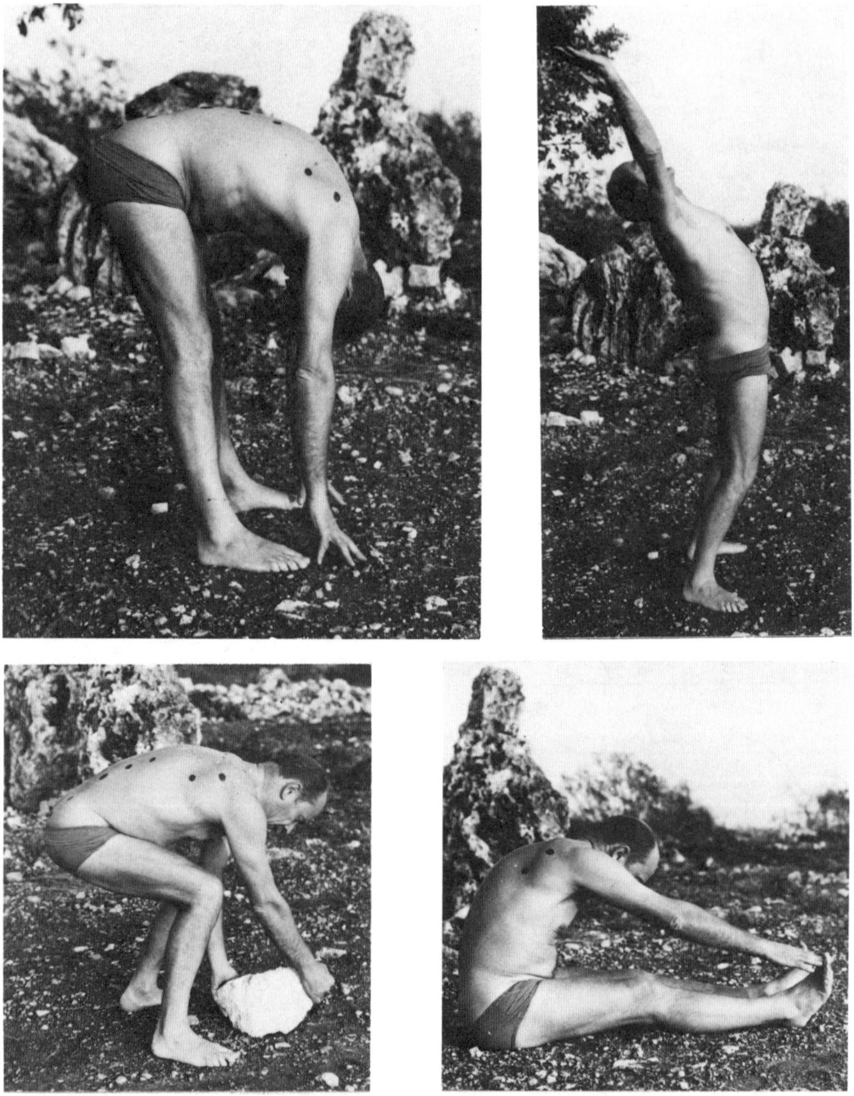

Chacune de ces quatre postures comporte une incorrection majeure. A vous de les découvrir en vous reportant aux autres figures de cet ouvrage.

Les **douleurs en « coup de poignard » dans la région du rachis peuvent indiquer une souffrance cardiaque.**

Le mal de dos ou le mal de reins ne doit pas être confondu avec une maladie rénale, souvent accompagnée d'une fatigue générale ou de troubles urinaires.

Certains mouvements suscitent ou favorisent et aggravent le mal de dos. Les dessins que nous vous présentons fournissent les explications nécessaires.

## d) Sports et douleurs lombaires

La majorité des sports affectent négativement la colonne vertébrale. Celle-ci peut résister à des traumatismes ou des atteintes physiologiques tant que l'état de sa musculature le permet. « *La meilleure prévention est l'état de la musculature. Le sportif dont les muscles lombaires sont puissants sera en partie protégé contre les lombalgies qui le menacent un jour ou l'autre* », écrit le docteur Chiaraviglio, en citant également le professeur Sicard.

**Les accidents disco-vertébraux sont plus fréquents chez le sportif que chez le sujet non pratiquant.**

**On observe des lombalgies plus fréquentes à l'âge du travail ou des sports.**

**Dans certains métiers ou exercices, l'effort exigé dépasse la marge de sécurité organique propre à chaque individu.**

Soulever ou porter de lourdes charges, travailler en position penchée du tronc, subir des trépidations continues sont des causes professionnelles fréquentes chez les travailleurs de force, manœuvres, maçons, charpentiers, mineurs, livreurs, terrassiers, cultivateurs, jardiniers, paveurs, carreleurs, surtout quand le travail a été commencé prématurément, avant l'âge de vingt ans.

La répétition des microtraumatismes par les accélérations et les vibrations du véhicule qui se répercutent sur la charnière lombo-sacrée affecte les professionnels de la route, les conducteurs de poids lourds et de tracteurs. Il faut veiller à la bonne position du conducteur, à l'emplacement par rapport au volant du siège et des pédales car des défectuosités dans ces domaines favorisent les distorsions vertébrales et les attitudes scoliotiques qui finissent par se fixer.

Plus d'un individu sur cinq présente une déformation ou une malformation du rachis qui le rend inapte, tout au moins partiellement, à certains efforts physiques importants et surtout répétés.

**Sports les plus traumatisants :** le rugby, le judo, le parachutisme, le ski nautique, l'enseignement d'éducation physique (par la fatigue qu'il impose) sont plus spécialement responsables d'accidents lombo-sacrés (le cas du football étant actuellement discuté).

L'haltérophilie, les sauts, les sports mécaniques terrestres, le ski ne sont pas sans inconvénients.

Le tennis développe asymétriquement le corps et peut, pratiqué en excès, causer des altérations du rachis.

Sur deux cent soixante-huit athlètes examinés cliniquement et radiologiquement, cent soixante-seize ont présenté des manifestations douloureuses lombo-sciatiques.

L'inactivité habituelle de beaucoup d'individus engendre un relâchement et une atrophie musculaire qui aggravent la lordose lombaire et la fragilité des derniers disques. Le surmenage mécanique qui intervient dans certains sports ou dans la vie professionnelle peut favoriser une dégénérescence disco-vertébrale.

*« Entraîneurs et responsables sportifs constatent avec une certaine anxiété l'accroissement des lombalgies chez les jeunes. »* (Dr Chiaraviglio, *Médecine et Hygiène,* 1978, 1184.)

*Nota :* on se reportera aussi, dans la troisième partie « *Index alphabétique* », aux rubriques *Arthrose* et *Lumbago.*

## 8. Risques des médicaments anti-rhumatismaux et anti-arthritiques

**Médication aurique (sels d'or) :** albuminurie, douleurs articulaires, diarrhée, urticaire, prurit, éosinophilie, « grippe aurique », érythème et éruptions prenant l'aspect de la scarlatine ou de la rubéole, avec complications adénoïdiennes, desquamation, fièvre, troubles digestifs, accidents rénaux, hépatiques, encéphaliques.

Certaines affections cutanées deviennent suintantes, avec larges plaques lichénoïdes ; la peau peut prendre définitivement une teinte bistrée (tatouages). Les organes génitaux peuvent être affectés.

Imprégnation de la cornée de l'œil, stomatite s'étendant au pharynx, ulcérations avec forme aphteuse, diabète rénal, néphrose lipoïdique, purpura, agranulocytose, accidents nerveux et névralgiques (sciatique, douleurs faciales, polynévrites), albuminose, modification du liquide céphalo-rachidien.

**Antipyrine et pyramidon :** vertiges, céphalées, collapsus, délire, douleurs digestives, vomissements, cyanose, bradycardie, hypotension, albuminurie, oligurie, érythème, œdème, « verge noire » par cyanose, accidents sanguins, agranulocytose, leucémie.

**Acide salicylique et ses composés** (aspirine, salicylate de soude, P.A.S., etc.) : troubles digestifs, douleurs gastriques, surdité passagère, bourdonnements d'oreilles, bouffissure de la face, acné, acidocétose, glycosurie, altération du caractère, accidents hémorragiques, acidose, anémie, agranulocytose, hémoglobinurie, néphrite, œdème pulmonaire, agitation, délire, anxiété, torpeur, coma, crises convulsives, mort.

Le traitement salicylé accroît l'élimination de la vitamine C.

**Barbituriques** (Véronal, Dial, Sonéryl, Gardénal, etc.) : « *Les barbituriques sont une des chimiothérapies qui donne le plus d'incidents cutanés et muqueux* » (Dr Albahary) : érythèmes, acrocyanose.

Par ailleurs, douleurs rhumatismales, troubles digestifs, jaunisse, accidents urinaires, frigidité, impuissance, empoisonnement du lait de la nourrice, altération du sang, anémie, purpura hémorragique, troubles neurologiques et psychiques consécutifs aux toxicomanies, anomalies caractérielles, désorganisation de la personnalité, chute du rendement physique et intellectuel.

**Acide niflumic :** ostéose.

**Chloroquine :** rétinopathie (risque sérieux).

**Colchique et colchicine :** diarrhées, céphalées, nausées, excitation, syndrome cholériforme d'empoisonnement d'allure parfois grave et mortelle, altération de la composition du sang.

**Extraits surrénaux et hormones de synthèse** (adrénaline, cortisone, etc.) : vomissements, diarrhées sanglantes, hématuries, troubles cardiaques, hyperglycémie, œdème du poumon, fibrillation cardiaque (un malade a succombé après en avoir reçu 0,4 mg sous la peau). Graves complications chez des asthmatiques. « *De simples applications locales de pommades ou de solutions adrénalisées, sur la peau ou les muqueuses, sont susceptibles aussi d'engendrer des maladies* » (Dr Albahary). Modification de la formule sanguine. Hypertension artérielle définitive. Altération du fond de l'œil, insuffisance rénale et cardiaque. Troubles articulaires, pseudo-paralysies. Réveil de foyer tuberculeux. Engraissement, obésité, vergetures, kératose, acné, transpiration, modification de la libido, goitre, diabète, troubles du métabolisme de l'eau et du sel, accélération pathologique du métabolisme azoté, ostéoporose, fractures spontanées, gastrite hyperchlorhydrique, ulcère, perforation, réduction de la réserve ascorbique, purpura, hémorragie, hypercoagulabilité du sang (thrombose, embolie), troubles nerveux et mentaux, crises convulsives, complications infectieuses, « rebond » des maladies aggravées, abcès, choc.

**Vitamine D** : troubles digestifs, anorexie, nausées, vomissements, dysphagie, soif, achylie gastrique, constipation tenace, asthénie, amaigrissement, fièvre, hypertension, retard de stature et de poids.

Troubles neurologiques, céphalées, phénomènes méningés, convulsions, ictus apoplectique, méningite, convulsions, ictère, coma, mort.

Troubles rénaux, soif extrême, polyurie, hyperazotémie, rein œdémateux.

Troubles du métabolisme calcique : hypercalciurie ou diabète calcique, hypercalcémie, amas calciques à certaines articulations, dans les poumons, les reins, la cornée et la conjonctive de l'œil, évolution fatale.

Certains troubles affectent la forme d'une néphrite subaiguë, d'un syndrome d'hypertension intracrânienne ou d'une méningite, etc.

Troubles de croissance, rachitisme, déformations, hypertrophie des seins, écoulements de colostrum, œdème des poumons, du tube digestif.

**Troubles dus aux radiations** (rayons X, U.-V.) : troubles de l'état général, excitation puis dépression, réveil de tuberculose, évolution cancéreuse, troubles de la peau, lésions d'organes, malformation du fœtus, « mutations » pathologiques, troubles digestifs et nutritionnels, etc.

Cette liste d'effets secondaires est très incomplète. Il aurait fallu mentionner d'autres traitements tels que la butazolidine et bien d'autres encore. Nous avons cependant tenu à attirer l'attention sur les risques généraux des traitements symptomatiques (et insuffisants ou fallacieux) du rhumatisme et de l'arthritisme.

« *Dans la polyarthrite rhumatoïde, prescrire deux traitements de base à la fois, c'est mettre en danger la vie des patients.* » Telle est la conclusion formelle de deux rhumatologues suisses, qui constatent aussi que « *trop souvent, ce n'est pas le médicament qui est dangereux mais le prescripteur* ». (*Médecine et Hygiène,* 1980, 38, 35.)

## 9. Ostéoporose et déminéralisation

### a) Causes iatrogènes et médicamenteuses

De nombreux actes médicaux et chirurgicaux peuvent être à l'origine d'un trouble du métabolisme du calcium ou du phosphore (ainsi que de la vitamine D).

| **A) Troubles du métabolisme de la vitamine D entraînant un rachitisme ou une ostéomalacie** | |
|---|---|
| **CAUSES** | **MÉCANISMES** |
| Phénytoïne, Phénobarbital, Gluthétimide (Doriden) | Catabolisme accéléré intra-hépatique de la 25 OH vitamine D par stimulation mitochondriale. |
| Cholestéramine | Déficience en sels biliaires entraînant une diminution d'absorption de la vitamine D. |
| Abus de laxatifs (Phénolphtaléine), Status post-gastrectomie, Résection intestinale grêle ou bypass pour obésité. | Diminution de l'absorption intestinale. |
| Régime mal équilibré. | Manque d'apport de la vitamine D. |

| **B) Troubles du métabolisme du calcium** (conséquence : ostéoporose) | |
|---|---|
| **CAUSES** | **MÉCANISMES** |
| Résection gastrique, by-pass intestinal et iléostomie. | Baisse d'absorption intestinale du calcium. |
| Furosémide (Lasix). | Augmentation de la calciurie s'il n'y a pas compensation de l'apport en calcium. |
| Status post-réimplantation sigmoïdienne des uretères (mauvaise vidange rectale). | Réabsorption du chlore entraînant une acidose et une hypercalciurie.<br>Traitement par citrate de sodium et apprentissage de vidange rectale. |

| **C) Troubles du métabolisme du phosphore** (conséquence : ostéoporose) | |
|---|---|
| **CAUSES** | **MÉCANISMES** |
| Hémodialyse chronique pour insuffisance rénale. | Baisse de la phosphatémie. |
| Intoxication par des tétracyclines périmées. | Diabète phosphoré rénal. |
| Traitement de l'hyperacidité gastrique par hydroxyde d'alumine. | Chélation intra-intestinale du phosphore. |

| D) Thérapeutique entraînant une fragilité osseuse par mécanismes multifocaux | |
|---|---|
| **CAUSES** | **MÉCANISMES** |
| Corticoïdes. | Effet anti-métabolique sur l'os, entraînant :<br>a) nécrose aseptique des têtes fémorales, humérales, condyles fémoraux ;<br>b) ostéoporose importante. |
| Greffe rénale. | Effet cumulé de l'hémodialyse préopératoire et des corticoïdes post-opératoires ; conséquences : nécrose osseuse et ostéoporose. |
| Alimentation parentérale prolongée bien équilibrée. | Inconnu. Conséquences : ostéopénie importante, ostéomalacie. |
| Alimentation parentérale mal équilibrée en phosphore. | Ostéoporose avec de très fréquentes fractures. |
| Pénicillamine. | Perturbation de la synthèse du collagène ; conséquences : fragilité osseuse globale, hyper-laxité ligamentaire, trouble de la cicatrisation. |
| Radiothérapie de + de 5 000 rad. | Fibrose et nécrose osseuse.<br>— Diminution des risques de fracture si le rayonnement est à haute énergie.<br>— Augmentation des risques s'il existe des implants métalliques causant une répartition inhomogène du rayonnement. |
| Bismuth. | Dénutrition, polynévrite entraînant des spasmes violents sur un terrain ostéoporotique. Conséquence : fracture des têtes humérales et des corps vertébraux. |

| **Thérapeutique entraînant une fragilité osseuse par mécanismes multifocaux** *(suite)* | |
|---|---|
| **CAUSES** | **MÉCANISMES** |
| Fluor à hautes doses. | Fragilisation par fibrose osseuse. |
| Disphophonate à hautes doses (traitement de la myosite ossifiante). | Ostéopénie par inhibition de la minéralisation. |
| Héparine (+ de 15 000 U durant 6 semaines). | Mécanisme inconnu. Conséquence : ostéoporose vertébrale importante accompagnée de fracture. |

(D'après les docteurs A. Kaelin et A. Burckhardt, Genève.)

### b) Un exemple : responsabilité de l'héparine

Parmi les médicaments défavorables à la vie de l'os, figure en bonne place l'héparine, médicament anticoagulant, qui est largement utilisée dans le traitement des accidents thrombo-emboliques et des complications de l'athérosclérose vasculaire. Elle est habituellement employée comme traitement d'urgence dans un état aigu, plus ou moins rapidement relayée par les antivitamines K, d'administration plus aisée. Mais, à titre non exceptionnel, elle a été administrée comme traitement au long cours, notamment de la maladie coronarienne.

Elle peut être responsable d'accidents hémorragiques, en cas de surdosage, ainsi que d'altérations du système osseux après traitement héparinique prolongé.

L'héparine retarde la formation du cal osseux chez l'animal. Il y a également risque d'altérations osseuses au cours d'une héparinothérapie prolongée. Une étude de 117 malades traités par l'héparine (tous atteints d'infarctus du myocarde à rechute, ou de thrombo-phlébites récidivantes, ou de thromboses vasculaires cérébrales) a fait ressortir notamment les faits suivants :

— La survenue d'accidents osseux, ostéoporose, fractures, dépend étroitement de la dose injectée. Six malades sur 10 traités par une dose supérieure à 15 000 unités ont présenté, au bout de 6 mois ou plus de traitement, des fractures de différents types ou, à tout le moins, une ostéoporose marquée.

— Le lieu de prédilection de ces fractures est la colonne vertébrale et les côtes.

— Les symptômes sont « bâtards ». Les douleurs locales en sont la traduction habituelle, accompagnée parfois de contractures musculaires, le tout survenant sans aucun traumatisme déclenchant. Le diagnostic n'est possible que par l'examen radiologique des zones douloureuses.

— Ces conditions osseuses ne s'accompagnent pas de stigmates biologiques ou d'anomalies métaboliques décelables par l'analyse courante. Le taux du calcium et celui du phosphore sanguin, des phosphatases alcalines, etc., a toujours été normal. Seule, une élévation modérée de la vitesse de sédimentation a été constatée.

— Les biopsies osseuses ont montré l'existence d'altérations de la matrice osseuse, ramollie, ayant perdu sa dureté normale.

— Le mécanisme des complications osseuses est encore sujet à discussion.

— L'arrêt du traitement par héparine entraîne généralement une régression des troubles.

## 10. Données psychosomatiques sur l'arthrite et le rhumatisme

### a) Les errements

Il y a une trentaine d'années, le psychiatre Kemple, à New York, trouvait que les rhumatisants sont en général passifs, avec une tendance au masochisme, à l'infantilisme, à la faiblesse et à un fond d'hystérie.

C'est là une vue un peu superficielle et schématique du problème. De nombreuses autres études psychosomatiques ont mis en relief des faits intéressants.

L'arthrite chronique est peut-être la plus ancienne de toutes les affections connues. Nos ancêtres étaient convaincus qu'un esprit malfaisant était incarné chez les individus infirmes et ils allaient jusqu'à les sacrifier à la colère des dieux. Lorsque c'étaient des enfants, on les abandonnait à la mort. Ce sont les Romains qui, les premiers, organisèrent l'assistance aux invalides.

Avec les progrès de la science médicale (?), la théorie du foyer d'infection a eu (et a encore) son heure de gloire. Cette théorie a été exploitée avec tant d'insistance que l'on a sacrifié, en son nom, bien des dentures, des amygdales et des appendices. « *L'engouement que l'on a montré à cet égard est sans doute lié à l'incapacité où l'on était de trouver un remède à une affection aussi répandue* », ont pu écrire Weiss et English, qui ajoutent : « *Les maigres résultats obtenus en général dans tous les traitements incitent bien des malades à se confier aux praticiens d'une médecine illicite.* »

## b) Arthrite et tension nerveuse

Certains auteurs avaient constaté qu'il existait une relation significative entre l'arthrite et la tension créée par des difficultés d'existence. Dans bien des cas, on remarque que le patient met lui-même l'accent sur la relation vraisemblable existant entre son mal et la tension psychique dont il est l'objet. Ici se trouve donc mis en relief le facteur psychosociologique. « *Les tensions provoquées par le milieu, le paupérisme, les soucis, les difficultés familiales paraissent être en relation directe avec l'apparition du mal et avec les phases de son évolution.* »

Jelliffe, aux Etats-Unis, un des pionniers de la médecine psychosomatique, a été l'un des premiers à attirer l'attention sur l'importance du facteur psychique dans l'arthrite.

D'autres auteurs (Johnson, Shapiro et Alexander) ont examiné, du point de vue psychodynamique, 33 malades affectés par l'arthrite rhumatismale ; ils ont constaté une similarité impressionnante entre les données de 29 femmes, au point de vue de la situation et de la structure de la personnalité.

### c) Hostilité et rébellion

La plupart de ces femmes avaient été des adolescentes turbulentes, adonnées aux sports, puis elles avaient présenté à l'âge adulte une réserve excessive dans l'expression de leurs émotions (tendance au refoulement). Elles manifestaient ainsi leur désir de protester contre leur rôle de femme ; leurs maris, dans la plupart des cas, étaient des hommes soumis et passifs. En plus de cette tendance à refuser les attributs de la féminité, ces femmes étaient animées d'une soif passionnée et masochiste de venir en aide aux autres, ce qui leur permettait d'extérioriser l'hostilité qu'elles ressentaient et de protester contre la dépendance à laquelle elles se sentaient vouées. On retrouvait toujours les traits caractéristiques suivants :

1) Les circonstances avaient favorisé un état de révolte inconsciente et un ressentiment contre les hommes.
2) Elles avaient exaspéré un sentiment de culpabilité.
3) Les malades avaient une attitude qui trahissait un refus d'accepter leur condition de femme.

La plupart des travaux ont montré que certains facteurs émotionnels semblent trouver une expression dans une tension ou dans des spasmes de la musculature volontaire et exercer ainsi une influence sur les articulations. Par conséquent, en présence d'autres facteurs comme la prédisposition (diathèse arthritique, fatigue, infection), ils peuvent contribuer à déclencher l'arthrite.

### d) Peur et anxiété

Dans l'ostéo-arthrite, certains auteurs ont constaté la présence assez constante d'états antérieurs de crainte, d'anxiété et de préoccupations. Dans bien des cas, ils ont décelé un traumatisme psychique à la source de l'arthrite. Ils ont constaté également qu'un soulagement dans la situation morale engendrait un soulagement dans les douleurs et l'enflure locale.

Certains problèmes particuliers apparaissent quant au rhumatisme appelé fibropyosite. Il s'agit ici de patients qui se plaignent de douleurs dans les muscles et les articulations et de fatigue chronique. Il y a parfois un peu de température mais, pour le reste, les examens et analyses sont négatifs.

Les symptômes les plus fréquents sont l'insomnie, la déficience sexuelle, l'hypocondrie, mais certains malades souffrent aussi d'hystérie, d'anxiété ou de dépression mentale caractérisée. La plupart des patients examinés par certains auteurs souffraient d'un conflit conjugal qui avait engendré un état de ressentiment inconscient.

Le rôle des muscles est de servir d'agent de défense et d'attaque, dans la lutte pour l'existence : ce qui explique que la tension musculaire serve aussi de moyen d'expression à une tendance intérieure. Le médecin est tenté alors d'interpréter cette tension des muscles comme une cellulite ou un rhumatisme musculaire. Lorsque l'on explique au patient que cette tension est en fait liée à l'impossibilité où il se trouve de se détendre moralement, il proteste généralement avec la dernière énergie.

### e) Le rhumastisme psychogène

C'est pourquoi certains auteurs ont fait remarquer qu'*au lieu de traiter ce rhumatisme psychogène de cellulite ou de rhumatisme musculaire, on devrait lui appliquer un diagnostic psychosomatique.* On a pu établir que **le rhumatisme psychogène constituait la cause d'invalidité la plus fréquente, chez 450 malades observés dans un hôpital militaire américain.**

Un des caractères prédominants, chez ces patients, était une douleur dorsale d'origine psychogène, qui avait entraîné l'invalidité malgré des périodes prolongées au lit.

Il faut alors inciter le patient à aller de l'avant, en dépit de ses symptômes. **Lorsque l'on a réussi à dissocier les douleurs de la phobie d'un mal organique** (arthrite, maladie de cœur, cancer ou autre), **on est surpris de voir avec quelle rapidité les douleurs disparaissent.**

Halliday a attiré l'attention sur **le danger qu'il y avait à fixer dans l'esprit des patients la peur d'un mal organique en essayant sur eux mille et un traitements,** physiothérapiques ou autres.

Si l'on doit, naturellement, faire quelques concessions et amener graduellement le malade à un changement d'orientation, du traitement médical au traitement psychique, il faut cependant **faire appel dès que possible à la collaboration du patient** pour l'amener à changer d'attitude et à comprendre le véritable sens de ces symptômes.

## f) La sécurité émotionnelle

En ce qui concerne la physiothérapie, Weiss et English ajoutent une observation au sujet des appareils au moyen desquels on cherche à soulager les patients. Plutôt que de leur prescrire des béquilles ou des supports abdominaux, ces psychothérapeutes sont convaincus qu'il faut leur procurer un **support intérieur** qui, leur assurant la sécurité émotionnelle qui leur manque, leur permettra d'éviter l'usage de supports extérieurs qui ne font que les ancrer dans leur état d'invalidité.

## g) Les maladies du dos

Le docteur Weintraub, de Zürich, a écrit : « *De plus en plus, les idées psychosomatiques s'introduisent en rhumatologie et permettent de reconnaître l'importance des facteurs psychiques à l'origine de certaines affections dites rhumatismales.*

« *Nous voyons des spondylopathies et discopathies sans aucune douleur et, d'autre part, nous avons à traiter de fortes douleurs du dos, où la radiographie de la colonne vertébrale n'explique rien. Dans ces cas, la médecine psychosomatique peut nous aider à la compréhension, au diagnostic et à la thérapie.*

« *Le choix de l'organe reflète la phénoménologie, le contenu profond d'une maladie psychosomatique.* »

## h) Le langage du dos

Le dos, en particulier, « *parle un langage qu'il faut savoir interpréter* ». L'homme en deuil se tient courbé ; le lâche, l'hypocrite, le flatteur ont le dos rond, tandis que l'homme fier et franc nous affronte droit debout.

L'auteur répartit les douleurs du dos en trois sections correspondant aux parties relatives de la colonne vertébrale : la région de la **nuque**, la région **thoracique** et la région **lombaire**.

L'homme têtu, entêté, obstiné, tenace a la nuque raide. Si l'obstination devient l'attitude prédominante qui exige un effort supplémentaire quotidien, le syndrome cervical se crée, un syndrome qui résiste trop souvent à tous nos efforts thérapeutiques.

La région thoracique est en relation avec la dépression et l'anxiété. La chronicité se manifestera dans des discopathies et spondylopathies, même ankylosantes.

**La lombalgie indique souvent une discordance psychique.** Ces patients sont incapables de surmonter ou endurer avec patience la moindre irritation exogène ou endogène. Les douleurs de fatigue, situées dans la région lombaire, indiquent une oppression psychique. Les malades, surtout les femmes, ont abandonné toute résistance en se laissant écraser par le poids de la vie quotidienne, qu'elles ne peuvent plus supporter. Souvent, ces douleurs doivent être comprises comme une protestation sociale ou une défense contre les exigences de la féminité. Chez l'homme, ce n'est parfois rien d'autre qu'une démonstration inconsciente de sa défaillance envers la vie, soit en travail, soit en virilité.

*« Le problème le plus important reste le dialogue compréhensif et dirigé entre médecin — psychiatre ou non — et le malade »*, conclut le docteur Weintraub.

## 11. Arthrite, rhumatisme et placebo

Le placebo est en quelque sorte un « médicament à blanc », c'est-à-dire une substance dénuée d'effet pharmacologique, administrée pour améliorer ou guérir un trouble de santé, pour réduire une douleur ou un autre symptôme.

Dès 1957, les docteurs Traut et Passarelli accordent une grande importance à l'effet placebo dans les affections de longue durée et particulièrement dans l'arthrite rhumatoïde où *« l'on doit reconnaître que l'A.C.T.H., la cortisone ou la phénylbutazone n'ont pas modifié le cours naturel de la maladie sur une longue période, pour une importante série de malades, et cela de façon significative »*. Voici le résumé de leur étude. Ces médecins traitent 88 sujets atteints d'arthrite rhumatoïde à l'aide de placebos donnés par la bouche, et ils observent une amélioration dans 50 % des cas. **L'amélioration est d'autant plus importante que l'affection est plus sévère** ; elle se traduit par des critères subjectifs mais également objectifs : baisse de la vitesse de sédimentation, augmentation du poids, reprise de la natation, etc.

Ils traitent ensuite les sujets qui ont résisté aux placebos par un placebo en piqûres sous-cutanées (sérum salé isotonique). Ils observent alors 64 % d'améliorations.

Les mêmes auteurs ont eu le même pourcentage de réussite avec d'autres affections rhumatismales chroniques telles que le rhumatisme psoriasique, l'arthrite goutteuse, des lombalgies, des scapulalgies.

Ils concluent que le nombre des sujets rhumatisants qui répondent favorablement au placebo, soit **82 %**, justifie la poursuite de ce traitement, d'autant plus que la proportion est peu différente de celle obtenue par les autres méthodes connues, qui vont des salicylés aux hormones.

Citons par ailleurs une observation intéressante : celle du docteur Coste qui, en 1962, publie ses résultats de traitement de 4 375 sciatiques graves nécessitant l'alitement. Avec le placebo (500 $cm^3$ de sérum physiologique intraveineux), il obtient 7 % de résultats excellents et 18 % de bons résultats. Les médicaments inflammatoires ont donné respectivement 5 % et 13 % ; pour les élongations, 6 % et 15 %. Seules sont supérieures les infiltrations, la kinésithérapie et la chirurgie.

Le docteur Coste observe que les résultats sont généralement meilleurs quand il existe une arthrose radiologique ; ainsi, chez les sujets traités par placebo, il observe 34 % de résultats bons et excellents dans ce groupe, contre 21 % en l'absence d'arthrose.

L'effet placebo dépend de la voie d'administration du produit placebo (l'injection est préférable à la prise par la bouche), ainsi que des relations avec le médecin et des conditions d'hospitalisation.

On évoque, par ailleurs, la possibilité de mécanismes endocriniens : une piqûre ou la simple administration médicamenteuse entraînerait une stimulation cérébrale centrale, à l'origine d'une sécrétion d'A.C.T.H. qui provoque une analgésie.

La dépression et la douleur auraient un support commun : l'augmentation anormale d'un médiateur cérébral, la sérotonine.

Ces données sur le placebo permettent de comprendre que **des médicaments et des interventions, de quelque nature que ce soit, peuvent être générateurs d'une amélioration dans bien des troubles de santé,** et spécialement, ici, l'arthrite, le rhumatisme et la sciatique. Toutefois, ne nous y trompons pas : il s'agit là d'un effet généralement temporaire qui peut être annihilé si le médicament administré a été nocif par ailleurs.

**Le problème du placebo est omniprésent en médecine. Il conduit à de nombreuses erreurs d'appréciation** en ce qui concerne les symptômes et les médicaments (naturels ou non). C'est pourquoi nous conseillons, avant toute chose, d'appliquer les facteurs naturels de santé, qui non seulement peuvent avoir une influence placebo, mais encore peuvent permettre à l'organisme d'accomplir librement et efficacement, sans complications, sa tâche de désintoxication, de réparation et de régénération.

DEUXIÈME PARTIE

# Les thérapeutiques naturelles

*« Avoir deux choses en vue : être utile ou du moins ne pas nuire. »*

Hippocrate

## 12. Soins naturels dans les maladies aiguës

### a) La maladie est une

**A) L'unité étiologique générale des maladies, arthritiques, rhumatismales ou autres.** Les raisons de la santé et de la maladie sont générales et lointaines. Le hasard, la chance, des causes extérieures (microbes, chaleur excessive, froid excessif, humidité excessive, radiations ionisantes et autres, émanations pestilentielles...) ne sont pas seules à considérer. Avant tout, les erreurs commises à l'encontre des lois naturelles (faute répétée par l'individu mais aussi par ses géniteurs) sont à rechercher soigneusement et à rectifier. Ces causes lointaines sont les plus subtiles et les moins facilement acceptées par le patient alors qu'il incrimine les raisons de déclenchement morbide qui ne sont qu'occasionnelles et déterminantes.

**Les fautes générales d'alimentation et d'hygiène sont les causes réelles de la toxémie** et de la déchéance du terrain organique.

**B) L'unité pathogénique générale.** L'apparition de la maladie, qui n'est qu'une échéance, est précédée de viciations tumorales, de troubles fonctionnels et d'altérations organiques, eux-mêmes dus à la répétition des mêmes erreurs de régime alimentaire et d'hygiène générale. Il aurait fallu être attentif aux signes prémonitoires, ces sonnettes d'alarme révélant que l'organisme se déséquilibre et s'oriente vers la maladie libératrice. Il suffira de faire appel aux facteurs naturels de santé, tout en corrigeant les causes de ce déséquilibre. Le docteur Paul Carton écrit : *« On arrive ainsi à guérir les troubles locaux rien qu'en traitant le mauvais état humoral et en appliquant un cadre unique de vérités générales qui constitue un ordre normal de santé, aussi bien pour les malades qui veulent guérir véritablement que les sujets robustes qui veulent garder leur résistance et renforcer leurs immunités naturelles. »*

**C) L'unité clinique essentielle.** On trouve toujours, avant ou pendant les manifestations locales des maladies déclarées, les mêmes symptômes généraux : fièvre, courbatures, troubles nerveux, éliminations variées par les émonctoires naturels ou pathologiques, signalant les efforts comburants (fièvre) et évacuateurs (éliminations) de l'organisme qui cherche ainsi à se purifier, à se désintoxiquer, à se rééquilibrer.

**D) L'unité morbide essentielle.** La maladie, étant d'ordre humorale, est essentiellement et originairement une. Ce n'est qu'en apparence qu'elle réside dans les maladies localisées. Les différents symptômes simultanés ou successifs peuvent toujours être rattachés les uns aux autres si l'on retourne aux causes lointaines immédiates (fautes alimentaires, erreurs d'hygiène, chaud, froid, vaccinations, médicaments et traitements agressifs). Les microbes ne causent pas la maladie : ils prolifèrent sur les cellules et les matières en décomposition ou en voie de dégénération.

**E) L'unité thérapeutique essentielle.** Des soins locaux, conformes à la thérapeutique médicale (officielle ou non) sont toujours insuffisants et le plus souvent inadéquats. La médecine des spécialités et des applications locales fait toujours faillite. Dans toutes les formes de maladies aiguës ou chroniques, règne l'unité de méthode de soins et ceux-ci sont simples puisqu'ils concernent essentiellement la correction des causes lointaines et immédiates et la mise en œuvre des méthodes naturelles de santé.

### b) Permettre l'autoguérison

Il ne s'agit donc pas de combattre une maladie, c'est-à-dire de chercher à détruire un processus vital visant à restaurer naturellement la santé. Le programme de soins hygiénistes vise à mettre l'organisme dans les conditions hygiéniques favorables au développement de l'action vitale d'autoguérison et de lui imposer le moindre signe de charges susceptibles de réduire l'intensité de cette action.

Comme il n'existe pas de « substances ou influences curatives » en dehors du pouvoir inhérant à la structure vivante, il est vain de chercher des « agents curatifs » externes et de chercher à supprimer ou contrôler les symptômes de la maladie.

**Laisser agir la nature.** Plus les soins se rapprochent du « laissez faire », plus rapide, complet et durable est le rétablissement du patient.

La forme et la localisation des symptômes importent peu. La maladie est une. Quels que soient les symptômes de troubles, le programme de soins naturels est toujours semblable et il doit être appliqué sans tarder, sans attendre, comme dans les différents systèmes thérapeutiques, qu'une étiquette puisse être attribuée à la maladie. « *Pendant que l'allopathe attend le développement de la maladie, l'hygiéniste accomplit son meilleur travail.* » (Shelton.)

« *Toutes les maladies aiguës évoluent naturellement vers la guérison et le patient se rétablit sans traitement. Il se rétablit mieux sans traitement. Ne rien faire... mais intelligemment.* » (Dr Trall.)

## c) Le repos

Il y a donc lieu de permettre à l'organisme de sauvegarder son énergie afin qu'il puisse lutter efficacement contre la toxémie. Comment donc agir pour éviter l'éparpillement des forces vitales ? C'est ce qui se produit immanquablement lorsque le patient se fait torturer, piquer, charcuter, exciter, déranger à tout moment par des interventions dites thérapeutiques ! Le premier impératif est le repos : physique, mental, sensoriel, physiologique.

### A) Repos physique

Le patient reste au lit et fait en sorte de s'y sentir le plus à l'aise possible. Lit bien adapté, aux couvertures légères, suffisamment, mais pas trop, chaudes. Pièces claires, calmes, aérées, sans courant d'air froid. Pas ou peu de lecture au lit. Plus complet sera le repos, plus intenses seront la désintoxication et la régénération.

En période de crise aiguë, éviter l'exposition au froid, la grande chaleur, la fatigue, l'excitation, les chocs émotionnels, les efforts physiques, etc.

Le sommeil, le vrai sommeil (et non pas le coma induit par les drogues) est la forme la plus efficace de repos.

### B) Repos physiologique

Celui-ci est assuré en partie par le repos physique et surtout par l'abstention de nourriture. L'alimentation cause à l'organisme un dur travail de digestion et d'assimilation. Cesser l'alimentation revient donc à alléger considérablement le travail organique et, de ce fait, à permettre à la force vitale de se consacrer plus activement aux tâches de désintoxication et de régénération. Tout le système digestif, le cœur, les poumons, les reins se reposent au moins partiellement.

Le **jeûne** doit être prolongé, si possible, au moins jusqu'à ce que les symptômes aigus aient disparu. Tant qu'il y a douleurs, inflammation, fièvre ou autres troubles, alimenter le patient rend plus inconfortables ces phénomènes vitaux : la digestion est réduite ou inexistante pendant les crises aiguës ; la nourriture ingérée mais non digérée stagne dans l'estomac et les intestins où elle se décompose et provoque fermentations, ballonnements, gaz, putréfactions, constipation ou diarrhée. Les sécrétions digestives sont presque taries et font place, si l'organisme dispose d'une force vitale suffisante, à des sécrétions de défense.

De nombreuses complications — et parfois même une évolution fatale — peuvent être dues à ce que le patient et son entourage croient, à tort, qu'il faut nourrir le malade afin qu'il puisse mieux résister à la « maladie ». Sauf extrême émaciation, et dans certains cas particuliers, le jeûne total est essentiel.

L'eau seule est alors admise ; une eau peu minéralisée, propre, exempte de substances chimiques (du type Mont-Roucous, Volvic ou Katell-Roc). Le patient boit selon sa soif, ni plus, ni moins.

#### C) Repos mental

Le malade doit être rassuré. Chacun autour de lui se montre optimiste et calme. Il est préférable d'informer exactement le patient du sens et de la finalité de la maladie.

Pas de radio, de télévision, sauf exceptionnellement si le patient y trouve plaisir — et encore, très peu de temps. Pas de préoccupations relatives à la famille, au travail, aux événements politiques ou internationaux. De la quiétude.

#### D) Repos sensoriel

Il découle de ce qui vient d'être dit : éviter la lumière aveuglante, les bruits, les cris des enfants et les éclats de voix, les interventions douloureuses, etc.

### d) Le sommeil

L'insomnie et l'agitation sont souvent dues à l'excitation par des influences externes (bruits, excès de soleil, froid, chaud excessifs, alimentation inopportune, fruits et jus de fruits acides pris le soir, médicaments, etc.) et internes (toxémie, angoisse...).

Les drogues hypnotiques sont novices en ce qu'elles intoxiquent pour n'induire qu'un sommeil non naturel, troublé, plus proche de la prostration que du véritable repos.

### e) La chaleur

Sans chaleur, le refroidissement est retardé ou impossible. La crise de rhumatisme aigu nécessite plus que toute autre une température assez élevée (mais non excessive).

Le frisson est un signe qu'il est préférable d'éviter : le froid est ou a été excessif et des complications risquent de survenir.

Les pieds doivent faire l'objet d'une attention particulière : bouillotte, couverture ou édredon sont utiles par temps froid. Par temps chaud, un drap léger suffira ; l'essentiel est que le patient se sente bien.

### f) La propreté

La chambre, le lit et les vêtements doivent être d'une propreté rigoureuse. Les yeux, le nez, la bouche, les oreilles, les cheveux, les mains et ongles, l'anus, le vagin, le prépuce, les pieds, les aisselles ne seront pas oubliés.

De l'eau claire et propre pour la toilette. Un peu de jus de citron est préférable au savon et aux antiseptiques pour les yeux, les oreilles, etc., de même que pour les plaies et escarres éventuels.

Dans certains cas, une composition (à diluer) à base d'essences végétales naturelles peut être utilisée pour la toilette. On se reportera par exemple aux formules du professeur Lautié intitulée « *Eau dermonutritive* », « *Eau dermoprotectrice* » et « *Eau vivifiante* ».

### g) Bains d'eau, d'air et de soleil

Ils sont à éviter en période de crise aiguë, à cause de la dépense d'énergie qu'ils risquent d'entraîner.

### h) Les intestins

Pilules, lavements, laxatifs et purgatifs plus ou moins drastiques sont fréquemment utilisés pour combattre la constipation, fréquente dans les maladies aiguës. Ces médicaments, même dits naturels, sont nocifs sauf s'ils sont utilisés pendant une très courte période, par exemple au début du jeûne, et sous certaines conditions. L'appendicite, la colite, l'ulcère peuvent en résulter.

Dans certains cas, un petit lavement peut être donné : eau tiède, seule ou avec un peu d'huile de table ; on évitera le sel et les produits caustiques de même que l'huile de paraffine et l'huile de ricin.

### i) La douleur

Chercher à supprimer la douleur est commettre une erreur parfois grave. Les substances qui suppriment la douleur en un premier temps sont celles-là mêmes qui, par réaction, causeront ensuite d'autres troubles et souffrances.

La suppression artificielle de la douleur ne supprime pas les causes des troubles mais, fréquemment, retarde ou empêche le rétablissement.

Dans certains cas, des applications locales d'eau chaude réduiront la durée ou l'intensité des crises inflammatoires.

Fréquemment, le simple fait de jeûner ou de prendre une alimentation crue et de supprimer les médicaments réduit remarquablement ou même supprime totalement l'inconfort et la douleur, même chez les cancéreux.

### j) La fièvre

Nous l'avons vu, la fièvre est un facteur et une condition de guérison. Plus intense elle est, plus rapide est le rétablissement.

Si les soins hygiénistes ont été correctement appliqués et si aucun médicament, vaccin ou sérum n'est intervenu récemment, l'organisme aura toutes les chances de conduire sa fièvre dans les conditions les plus favorables au rétablissement.

**Délire et convulsions :** ce sont des symptômes d'action vitale correcte et ils ne doivent pas être supprimés artificiellement, sauf s'ils sont dus à l'administration de médicaments et drogues.

**Prostration :** la faiblesse accentuée et l'abattement sont, eux aussi, la conséquence de l'empoisonnement, et la sensation de force ne peut être retrouvée que lorsque le poison a été neutralisé ou expulsé. Le repos — et non l'excitation — est le remède de l'extrême faiblesse.

**Complications :** elles surviennent fréquemment avec les systèmes thérapeutiques suppressifs, pour des raisons maintenant bien connues.

Chirurgie abusive, médicaments, alimentation inadéquate et procédés d'excitation vont gêner l'organisme dans son effort de purification et de régénération. Le camouflage des symptômes ne signifie nullement la guérison. D'autres symptômes apparaîtront et les mêmes symptômes se reproduiront, et cela durera tant que persisteront la toxémie et l'énervation.

**Le retour à la santé :** la crise aiguë est normalement de courte durée si les conditions d'application des facteurs naturels sont respectées. Le patient doit pouvoir se lever au bout de quelques jours.

Après avoir connu la fièvre, transpiré, toussé, craché, éternué, perdu l'appétit, vu apparaître une éruption cutanée... il constate que ses souffrances s'estompent et qu'il accède à un état plus supportable. D'autres crises de désintoxication apparaîtront, qu'il traitera de la même manière, jusqu'au rétablissement de plus en plus profond. Alors, les activités physiques pourront être reprises et intensifiées, la mobilisation articulaire sera plus ample, les excroissances se seront réduites, le bien-être général réapparaîtra.

## k) Interventions complémentaires

Nous venons d'esquisser le schéma général le plus simple d'application des soins hygiénistes. Certaines mesures complémentaires sont susceptibles d'apporter une aide ou de réduire la douleur. Nous nous contenterons de les citer ici car nous y reviendrons plus loin et à propos de chaque situation (dans l'*Index thérapeutique*). Ce sont : l'ostéopathie, la craniothérapie, la technique de Mézières, la chiropratique, la phyto-aromathérapie, l'acupuncture, l'homéopathie, les massages, la technique des points de Knap, le chiromassage, l'orthothérapie, la relaxation, la psychothérapie, l'hydrothérapie, la thalassothérapie, le thermalisme, etc. (chap. 19 et 20).

## 13. Hygiène de vie dans les cas chroniques

### a) Faut-il laisser faire la nature ?

Comme dans la maladie aiguë, les soins naturels sont conformes aux besoins de l'organisme vivant, c'est-à-dire en quelque sorte aux lois de la vie, aux nécessités bien comprises des processus vitaux.

La guérison est la conséquence d'une action de l'organisme lui-même et non le fait d'une intervention extérieure. Les systèmes de guérison visant à la suppression, à la modification, à la palliation des symptômes n'œuvrent pas dans la voie orthobiologique.

La maladie chronique, comme la maladie aiguë, comporte des **causes**, et ce sont ces causes qu'il s'agit de découvrir et de corriger. Inutile, à échéance, de recourir à des mesures suppressives ; ce travail n'est que superficiel et générateur de déceptions.

Nous avons montré comment les troubles évoluent du stade aigu à la phase chronique, dite incurable, c'est-à-dire au stade de la dégénérescence. Cette évolution est due, pour une bonne part, à des traitements incorrects : médicaments, vaccins, sérums, chirurgie abusive, rayons.

### b) Un mode de vie correct

Le retour à la santé est conditionné par l'adoption d'un mode de vie sain. Rien de valable ni de durable ne peut être réalisé sans modification et correction des habitudes antibiologiques qui ont causé la toxémie.

L'abandon pur et simple des pratiques anti-hygiéniques est la voie la plus facile. Les facteurs inconscients de la maladie doivent être mis au jour et admis par le patient. Lorsque des difficultés mentales apparaissent, une étude soigneuse doit être entreprise par l'hygiéniste, qui doit donc être aussi un psychologue averti.

Recourir à des médicaments et drogues pour des maux bénins fait entrer dans un cercle infernal dont peu d'êtres parviennent à se libérer. **Rien n'est peut-être plus pernicieux que cette constante recherche d'une panacée ou d'une influence magique qui ferait disparaître merveilleusement les conséquences de manquements aux lois de la vie** et qui, sans effort du patient, lui rendrait santé, beauté, jeunesse, vigueur physique, mentale, etc.

Dans la maladie chronique comme dans les crises aiguës de désintoxication, la recherche des causes représente le premier travail à accomplir. La détermination des erreurs commises par le patient permettra la remise en ordre de son hygiène de vie. Grâce à cette mesure, les processus vitaux de régénération se mettront en œuvre et opéreront la restauration de l'énergie nerveuse, la désintoxication, la reconstruction des structures organiques, le retour de l'harmonie fonctionnelle. *« Cesse de te faire du mal et apprends à vivre »*, telle est la règle d'or.

Le programme des soins hygiénistes à appliquer dans les troubles chroniques est simple mais précis. Il doit être appliqué sans tarder et avec persévérance. Dans la majorité des situations, le résultat est favorable. Certains individus ne parviennent pas à retrouver la santé par ces seuls moyens ; ils ont trop longtemps abusé de leur résistance et de leurs moyens. Les dommages que leur organisme a subis ne peuvent plus être réparés ; leur puissance vitale est anéantie ; quelques autres situations nécessitent l'intervention chirurgicale ainsi que des mesures d'exception.

## c) Le repos

**Le repos physique :** ici comme dans la maladie aiguë, le repos et la récupération de l'énergie nerveuse sont les conditions, les impératifs essentiels du retour progressif à une situation de plus en plus normale. Aucun dérangement fonctionnel ou organique ne peut être corrigé si les vannes de déperdition de force vitale restent trop largement ouvertes.

*« L'ignorance et l'aveuglement des infortunés qui exigent des fortifiants pour se remonter sont donc phénoménaux. Les excitants pharmaceutiques, les piqûres chimiques, les vitamines industrielles, les extraits opothérapiques, les greffes d'organe sont des leurres et des moyens d'accélération de la décrépitude vitale. »* (Dr Paul Carton, *l'Art médical.*)

Dans la plupart des maladies chroniques, une période assez longue de repos au lit (quelquefois de plusieurs semaines) constitue la mesure la plus salutaire capable d'assurer le rétablissement le plus rapide. Repos au lit ne signifie pas inactivité absolue. En dehors des crises aiguës, le malade chronique doit, chaque fois que possible, et s'il n'y a pas contre-indication absolue, prendre un peu d'exercice physique à plusieurs reprises chaque jour. Il peut également pratiquer le *Respirator* dans différentes positions (1).

Si le travail habituel ne peut être interrompu, il est bon de le réduire le plus possible et de s'assurer beaucoup de repos, de relaxation et de sommeil dès que les circonstances le permettent, d'aller au lit très tôt et de se lever tard. Un repos d'une durée de 30 minutes à 2 heures, après le repas de midi, est très utile au malade chronique.

**Le repos mental :** il est préférable, en période de mauvaise santé, de se détacher provisoirement des « affaires du monde », de l'étude trop intensive, du travail professionnel trop dur, de la lecture de journaux « de combat », des spectacles télévisés « crispants ». Tout ce qui accroît la tension nerveuse et tout ce qui rend pessimiste, tout ce qui colporte la crainte de l'échec, l'idée de combat haineux, toutes ses sources de dissipation de l'énergie nerveuse sont néfastes. Il est donc bon de se forger une philosophie souriante de la vie. La compréhension des événements favorise le détachement et le calme émotionnel.

**Le repos physiologique :** le malade chronique a besoin de retrouver au maximum ses fonctions de digestion et d'assimilation. Sa nourriture doit être parfaite, saine, naturelle, le plus possible crue.

**Le sommeil :** c'est durant le sommeil que la récupération de l'énergie s'opère au maximum et que les structures se régénèrent le plus effica-

1. Voir, par André Passebecq : *Traitements naturels des affections respiratoires* (même collection, Editions Dangles).

cement (2). Le lit doit être très confortable, les couvertures chaudes et légères. Dans certains cas, une bouillotte chaude assurera la chaleur des membres.

La chambre doit être bien ventilée, sans courant d'air. Les rayons du soleil doivent y pénétrer largement pendant la journée. Dans la saison chaude, le lit peut même être transporté à l'extérieur mais le patient doit rester à l'ombre en dehors des périodes de bain de soleil.

Le sommeil n'est évidemment pas le seul moyen de restaurer l'énergie nerveuse. En cas d'insomnie, le patient doit apprendre à se tenir tranquille, calme, confiant, relaxé. Il ne faut pas croire tout perdu parce que la nuit a été sans sommeil ; d'ailleurs, l'insomnie est souvent due à la crainte de ne pas pouvoir dormir. Rappelons encore que la relaxation avant les repas et le sommeil, ou le repos après le repas de midi, sont favorables au malade chronique.

### d) L'alimentation

*« L'appétit doit être discipliné à la fois dans la santé et la maladie. Par le moyen de la nourriture et du repos, nous atteignons l'essentiel du problème et de la santé. La discipline alimentaire imposée dans la quantité de nourriture et la combinaison des aliments est une voie pratique et sûre de contrôle et de prévention de la maladie. »* (Dr Weger, hygiéniste du siècle dernier.)

**L'aliment doit être naturel et pris en quantité modérée,** dans la limite du pouvoir de digestion et d'assimilation. Seule, l'alimentation naturelle impose une dépense minimale d'énergie pour une meilleure utilisation. Elle est pratiquement exempte de substances toxiques dont les effets, seuls ou en synergie avec certains médicaments, sont indéniablement nocifs — parfois à l'extrême.

L'alimentation déficiente en certains facteurs indispensables non synthétisables par l'organisme est à la base de troubles de carences causant ou aggravant la plupart des maladies chroniques. Par une réaction

2. Voir l'ouvrage de Pierre Fluchaire : *Bien dormir pour mieux vivre* (même collection, Editions Dangles).

en chaîne, d'autres carences apparaîtront inéluctablement. Certains facteurs indésirables se trouvent dans les faux aliments (alcool, épices, aliments industrialisés...) ainsi que dans ceux qui résultent d'habitudes nocives (tabac, médicaments, par exemple) et causeront aussi des dommages en neutralisant ou transformant en poisons certains aliments biologiques.

La suralimentation est à la source de fermentations gastro-intestinales d'où résulteront : acidification, déminéralisation, fatigue et maladies.

Alors que l'organisme vigoureux peut survivre dans de telles conditions, la plupart des humains évoluent lentement ou rapidement vers la maladie — et l'on conçoit que le malade chronique ne puisse se rétablir facilement (quand il le peut) s'il ne prend pas les décisions qui s'imposent quant à la remise en ordre de son alimentation : en qualité comme en quantité.

Les vitamines et oligo-éléments sont trouvés en quantité suffisante et en proportions adéquates dans l'alimentation naturelle équilibrée (nous préconisons à ce sujet, la formule 60/20/20 décrite par ailleurs dans le présent ouvrage).

Il fut un temps où le calomel était bon pour le foie, la quinine pour la rate, la digitaline pour le cœur, la strychnine pour les nerfs, le fer pour le sang, le phosphore pour le cerveau, le calcium pour les os. De nos jours, la mode de la thérapeutique alimentaire fait commettre une erreur semblable (moins grave cependant, il est vrai). La carotte guérit la maladie des yeux, le céleri guérit les rhumatismes, les oignons sont bons pour les nerfs et les reins, les épinards pour le sang et la gravelle, la pastèque pour l'érysipèle, le cresson pour le rachitisme, la laitue pour l'insomnie, l'ail pour le cœur et la circulation, le raisin pour le sang, les aliments alcalins pour l'acidose... Nous en sommes encore à la recherche de cures spécifiques. En fait, si un facteur (aliment ou influence) est favorable à la vie d'une cellule et d'un organe, il est favorable à l'organisme tout entier — et réciproquement. Le problème de l'alimentation ne peut donc être résolu que d'une manière globale, en faisant intervenir les différents aspects de la nutrition.

Dans la maladie chronique, il sera souvent bon de commencer par un jeûne court (de un à trois jours). Toutefois, **si le patient a été anté-**

**rieurement très intoxiqué par des médicaments ou d'autres substances nocives, il est préférable de ne pas jeûner d'emblée mais de réduire progressivement l'alimentation pendant quelques semaines jusqu'à l'application du régime cru de désintoxication pendant une ou deux semaines.** Alors peut intervenir un jeûne de quelques jours, qui sera suivi d'une nouvelle période d'alimentation de désintoxication (3).

Si la fièvre survient, il faudra impérativement cesser toute nourriture jusqu'au retour à la température normale du corps.

Les indications données au chapitre 15 sont pleinement valables pour le malade chronique.

## e) La boisson

La soif doit être le seul guide du patient. Ne boire que dans les limites de la demande physiologique, et pour cela apprendre à bien connaître les besoins de l'organisme.

La seule boisson que nous recommandions d'une manière générale est l'eau potable peu minéralisée, d'excellente qualité. Les eaux du Mont-Roucous, de Volvic, de Katell-Roc en sont des modèles. L'eau de boisson ne doit pas être additionnée de substances synthétiques ou toxiques. Eventuellement, on recourra aux infusions légères (notamment la reine-des-prés) ou à certaines décoctions (par exemple, de baies, de genévrier).

En dehors du jeûne, on prendra avec profit, le matin à jeun, et peut-être à plusieurs reprises dans la journée si l'alimentation est extrêmement légère, des fruits ou jus de fruits frais ou d'origine biologique parfaitement conservés : raisin ou pomme notamment.

On n'oubliera pas le jus de citron, dont l'intérêt, dans la première boisson du matin, est incontestable.

Si des signes de sous-minéralisation apparaissent, il sera préférable de cesser les fruits pendant plusieurs semaines. Un programme de reminéralisation devra alors être mis en œuvre, avec progressivité. Les fruits

3. Voir l'ouvrage d'Alain Saury : *Régénération par le jeûne* (Editions Dangles).

pourront être remplacés en bonne partie par des légumes crus et éventuellement cuits par temps froid, mais toujours en quantité modérée et progressive.

### f) L'exercice physique

De nombreux malades chroniques sont, dans une large mesure, des paresseux. Leur activité physique a été et est encore insuffisante. Maints invalides ont retrouvé un état de santé convenable en se délivrant de leur inactivité physique et en évitant la sédentarité excessive.

Chaque fois qu'une contre-indication ne l'interdit pas, la gymnastique quotidienne (4) est une règle. Les exercices seront doux et modérés au début, mais l'intensité et la durée en seront progressivement augmentées à mesure que le permettront le retour des forces et l'assouplissement des articulations.

Il est bien évident que, **lors de l'inflammation des articulations et des muscles, ceux-ci devront être laissés au repos. Une mobilisation (très prudente et progressive) n'interviendra que lorsque la fièvre et l'inflammation auront disparu.**

Certains exercices sont particulièrement conseillés : l'**orthothérapie** (spécialement pour la colonne vertébrale et les articulations des bras et des jambes), les **exercices oxygénants,** la technique du **déblocage thoracique** de Plent-Martin de Beauce, avec utilisation du *Respirator.*

### g) Air et bain d'air

Air sain en abondance (l'air « purifié » à l'aide d'antiseptiques chimiques n'est pas sain). Fenêtres ouvertes sur l'extérieur, dans la mesure de l'intensité du froid. Pas de fumée de tabac, d'odeurs plus ou moins nauséabondes ou polluées par le tabac ou les émanations des poêles. L'air trop desséché par le chauffage central doit être réhumidifié. Les peintures trop fraîches sont nocives.

---

4. Voir l'ouvrage du docteur J.-E. Ruffier : *Gymnastique quotidienne* (même collection, Editions Dangles).

L'ionisation négative de l'air est importante. Un air ionisé positivement est défavorable à la vitalité et aux processus de désintoxication et de régénération.

Quant au bain d'air, son caractère bienfaisant est indéniable. Il est bon d'y recourir chaque jour, le matin par exemple, au cours de la toilette. Le bain de soleil en est aussi l'occasion. Il est possible de l'accompagner d'une friction du corps à mains nues, sèches ou trempées dans l'eau froide.

Les bains froids prolongés, qui requièrent une dépense d'énergie nerveuse considérable, ne sont pas favorables au rétablissement de la santé.

## h) Soleil et bain de soleil

Une chambre bien éclairée est une des conditions essentielles du bien-être du patient. Elle contribue grandement à la rapidité du rétablissement.

Le bain de soleil sera progressif ; le malade chronique s'y habituera doucement. Sauf certaines rares contre-indications (hypertension grave, cancer de la peau, etc.), les effets du bain de soleil court sont éminemment bienfaisants dans les maladies chroniques. On prendra de préférence le bain de soleil le matin, avant 11 heures (et même avant 10 heures en plein été). Au cours de ce bain, ne pas rester immobile mais, au contraire, mobiliser lentement les différentes parties de l'organisme.

Couvrir soigneusement la tête et la nuque. Ne pas dépasser 15 ou 20 minutes pour l'ensoleillement de l'ensemble du corps, par grand soleil.

## i) Le changement de climat

Dans les pays dits « économiquement avancés », bien des personnes se trouvent soumises à des pollutions générales et professionnelles ; la promiscuité, l'agitation, les facteurs d'anxiété accentuent d'autres facteurs défavorables relatifs au climat de la région (humidité trop froide ou trop chaude, vents du type foehn...).

Les anxieux et les surmenés peuvent, grâce au changement d'air, oublier un moment leurs soucis familiaux et professionnels, mais leur problème est souvent beaucoup plus profond et ils emportent leurs conflits avec eux. C'est pourquoi, le premier temps favorable passé, la plupart retrouvent leurs troubles psychiques et physiques.

Sans aucun doute, un séjour dans un climat particulièrement sain (tempéré ou un peu chaud et relativement sec) est utile aux arthritiques et aux rhumatisants. Toutefois, d'autres facteurs ne doivent pas être négligés : il est nécessaire aux nerveux, aux agités, aux angoissés, aux surmenés d'apprendre à travailler et vivre habituellement sans tension excessive. La clé de leurs problèmes de santé se trouve donc avant tout dans un changement d'état d'esprit.

N'oublions pas non plus que le « repos » et les vacances peuvent être l'occasion de dépenses excessives.

## j) Le facteur mental

Le patient doit faire face à des obstacles psychologiques variés et puissants : la crainte de la maladie, ancrée depuis des siècles dans l'esprit des hommes et soigneusement entretenue par certains : l'apeurement de la famille qui communique son anxiété au patient ; voilà pourquoi la plupart des malades sont incités à recourir aux examens et aux pratiques « rapides ».

Celui qui veut appliquer la procédure de soins naturels se trouve en butte à l'opposition des siens, aux objurgations, aux menaces, et bien souvent il doute et abandonne, pour son malheur. S'il persiste, il gardera difficilement son calme et sa sérénité devant les manœuvres de son entourage : ses difficultés seront bien plus grandes s'il est soigné chez lui que s'il peut se rendre dans une clinique d'hygiène naturelle ou de naturothérapie.

Lorsqu'il s'agit d'un enfant, les parents s'affolent à l'apparition de la première crise (pourtant bienfaisante) de désintoxication : fièvre, éruptions de peau, expectorations, écoulements...

Ces dispositions d'esprit ne sont pas de nature à faciliter le rétablissement du patient. Parfois même, elles empêchent ou retardent longuement la guérison.

**Techniquement, l'application des soins hygiénistes est relativement simple, mais le travail le plus ardu consiste à surmonter les difficultés**

**dues aux habitudes millénaires illogiques, aux traditions médicales stéréotypées, aux opinions erronées, aux idées fallacieuses, à une ignorance quasi générale des impératifs de la santé et du rétablissement.**

Seuls, ceux qui possèdent une solide conviction et sont mentalement forts peuvent résister aux dangers qui les menacent. Le patient doit lire et relire des ouvrages hygiénistes et naturopathiques ainsi que des récits de cas vécus ; il doit être encouragé par le conseiller hygiéniste et le médecin naturopathe. Par-dessus tout, il doit s'attacher à comprendre le sens et la portée des symptômes qu'il connaît au cours de sa « maladie » et des crises successives. Il lui est **difficile de se guérir sans comprendre.**

**L'essentiel est donc de rester détendu et de faire confiance aux processus naturels de rétablissement, en se rappelant que l'amélioration factice obtenue par le recours aux médicaments chimiques et aux excitants se paie très cher en fin de compte.**

## k) Fièvre et douleur

Nous ne reviendrons pas ici sur le problème de la fièvre, traité par ailleurs dans cet ouvrage (§ 12 j).

**En ce qui concerne la douleur, de quel prix terrible se paie un léger répit procuré par un narcotique quelconque ?**

La douleur et les malaises s'estompent et disparaissent sans complications ni séquelles si leurs causes sont corrigées. Au contraire, les substances utilisées pour atténuer la douleur contribuent largement à accroître celle-ci et à la rendre durable, après la première période (très courte) de répit, indépendamment de leurs effets désastreux quant au rétablissement lui-même. De nombreuses maladies sont imputables à ces méthodes impuissantes et nocives, causes de complications, de rechutes, de séquelles, de maladies nouvelles bien plus difficiles à guérir que les troubles primaires.

La douleur n'est pas la maladie non plus que la cause de celle-ci : c'est un symptôme de troubles de santé. Les médicaments anti-douleurs calment la paralysie et la dépression des nerfs sensitifs mais ne contrôlent pas les suites des troubles. Ce ne sont pas les conséquences qu'il faut combattre mais les causes qu'il faut corriger.

### l) Crises de désintoxication ou de retour

Nous abordons ici un point capital lors du retour à la santé du malade chronique. Lorsque la crise survient chez celui-ci, chacun est tenté d'y voir une aggravation de la « maladie » ou une complication qu'il y a lieu de combattre sans retard. Or, quel est le sens exact de ces crises ? Nous l'avons déjà vu par ailleurs (chap. 12), mais il est bon d'y revenir.

L'organisme du malade chronique, affaibli, a la possibilité, grâce aux soins d'hygiène naturelle, de restaurer progressivement son énergie nerveuse, ce qui lui permettra, au moment qu'il trouvera opportun, d'engager une action de désintoxication plus ou moins violente.

Après une période d'accalmie au cours de laquelle le patient reprend confiance, l'accentuation de symptômes considérés comme morbides ramène l'angoisse et parfois le découragement. **La crise qui survient doit être interprétée et soignée comme une maladie aiguë.**

Indice d'une évolution favorable, **cette crise doit être accueillie avec confiance, joie et espoir.** Les troubles qui avaient disparu reviennent ; une bronchite passée réapparaît avec ses symptômes (inflammation, expectorations, fièvre, etc.) ; un rhumatisme aigu immobilise à nouveau les jointures, l'une après l'autre ; les urines redeviennent chargées, la fatigue, la fièvre, les céphalées, les inflammations..., tout indique la recrudescence de certaines actions organiques tendant à la neutralisation et à l'élimination de substances toxiques présentes dans le sang, les tissus et les cellules. Voilà l'explication générale des *crises de retour.*

Les patients chroniques soignés correctement connaissent donc des **périodes de récession** et des **périodes d'exacerbation** de leurs troubles. Le malade se sent mieux à un moment et plus mal à d'autres, mais il doit bien savoir que **c'est lorsqu'il se sent mal que le travail organique le plus intense s'opère en faveur de la santé.**

La plupart des douleurs ressenties au cours des crises peuvent être réduites ou même évitées si le patient sait jeûner lorsqu'il le faut, s'alimenter correctement, vivre selon les principes hygiénistes.

Prévoyant, le chronique qui a compris le sens de la maladie sera sobre et sage avant, comme pendant les crises, car les mesures, même les meilleures, prises pendant les crises ne seront jamais que des palliatifs. Mieux vaut prévenir que guérir.

La situation pathologique est une évolution commençant doucement et insidieusement mais s'accentuant jusqu'au stade chronique en passant par les maladies aiguës, qui sont habituellement réprimées par des moyens artificiels. Le retour à la santé s'effectue par le chemin inverse — **et il ne serait pas raisonnable d'espérer effacer en un jour les conséquences d'une faute répétée depuis des années.**

Certains malades chroniques ne connaissent pas de crises de retour appréciables. Chez eux, la désintoxication s'opère progressivement, sans bruit. Mais il semble que les résultats les plus rapides et spectaculaires soient obtenus chez ceux qui, dotés d'une puissante vitalité, présentent des réactions violentes et parfois même alarmantes : fièvre intense, transpiration abondante, prostration...

## m) Les intestins, la constipation et la diarrhée

L'action intestinale est automatique et réflexe, comme les pulsations du cœur et les mouvements rythmiques du thorax dans la respiration. Si les organes en cause sont suffisamment toniques et s'il y a physiologiquement besoin de mouvement, celui-ci s'opérera. S'il y a besoin physiologique de repos suite à une déficience d'énergie nerveuse, les intestins se reposeront. Il est possible de les exciter par des médicaments, des calmants, des dilatateurs rectaux, etc., mais ces interventions aggravent la situation. Le meilleur programme consiste à laisser agir les organes en cause, à leur permettre de régler leur propre travail. Des exceptions sont tolérées, notamment les suivantes :

**Cas d'hémorroïdes :** ici, l'inaction prolongée des intestins peut amener une aggravation des troubles.

**Rares cas où les fèces deviennent dures et sèches** pendant un jeûne et ne passent qu'avec de grandes difficultés, des douleurs et même des blessures.

**Cas occasionnels où le patient a appris à « vivre dans son intestin »**, si bien que le souci de l'attente des selles fait plus de mal qu'un lavement.

**Céphalées intenses.** Le lavement peut être administré avec un peu d'eau tiède et d'huile de table, sans sel ni produit irritant.

## n) Mode de vie après le retour à la santé

*La guérison peut-elle être définitive ?* Autrement dit, le patient peut-il se croire immunisé contre la maladie après rétablissement de la santé ?

Cette question n'a pas de sens pour celui qui a compris la portée des lois naturelles. Il n'existe pas de produits ni de pratiques capables de neutraliser les conséquences de violations des lois de la vie. Palliation n'est pas guérison car celle-ci n'est assurée que si l'organisme vit dans des conditions convenables.

Lorsque le suralimenté, l'intempérant, le sédentaire retournent à leurs anciennes habitudes, ils retombent dans les conditions responsables de l'énervation et de la toxémie, causes des troubles.

La maladie redevient inévitable. L'immunité ne peut pas être assurée. La bonne santé ne peut être fondée que sur une hygiène de vie correcte. La qualité de la moisson dépend (entre autres facteurs) de celle des semailles. Il faut prendre garde à la valeur des grains mis en terre.

## o) Compensation et survie

Dans certaines maladies chroniques, par exemple arthritiques ou rhumatismales, nous nous trouvons devant le paradoxe suivant : il n'est possible d'intervenir que dans une faible mesure, mais pourtant beaucoup peut être fait pour sauvegarder la vie.

Dans les processus de sclérose, l'atrophie des segments vertébraux, le mal de Pott, l'ostéo-arthrite, l'arthrite déformante, etc., quelles sont nos ressources ?

**La destruction de certaines structures n'est pas toujours définitive ; une régénérescence des tissus peut intervenir,** dans une certaine mesure. Certaines structures sont cependant détruites inexorablement, par exemple certains cartilages. La dégénérescence a alors atteint un stade à partir duquel une régénération parfaite n'est plus possible. Ce sont des cas apparemment désespérés. L'état du patient s'est aggravé progressivement, insidieusement, et peut-être sans avertissement ou presque. Que l'individu se sente bien, paraisse en bonne santé, soit capable de travailler et de manger ne prouve pas que son mode de vie est valable.

Il peut être au bord de la tombe alors que lui-même et son entourage ne s'en doutent pas.

**En fait, beaucoup peut et doit être réalisé, même si les chances de succès paraissent infiniment réduites.** Les forces de régénération inhérentes à la nature accomplissent un travail que nous ne soupçonnons pas. Des **compensations,** des **suppléances** se produisent si les mesures d'hygiène vitale sont mises en œuvre avec patience et persévérance. Bien des personnes considérées comme incurables, comme invalides à vie, ont pu, à force de volonté et de discipline, grâce à l'application des facteurs naturels de santé, améliorer considérablement leur état de santé et revenir à une existence normale. Sans doute, des douleurs peuvent être encore présentes, des limitations existent dans la mobilité des articulations ; certains muscles n'ont plus la même souplesse ni le même tonus ; en revanche, d'autres structures ont pu se développer et compenser les insuffisances des tissus lésés.

Beaucoup peut donc être fait pour arrêter et faire régresser le processus dégénératif de sclérose, de nécrose, de paralysie. La condition en est simple : la rectification des causes de troubles et l'adoption d'un mode de vie sain. La vie et l'aptitude au travail peuvent être prolongées. Le mode d'existence doit être réglé de manière à ne pas imposer de surmenage aux tissus et organes qui prendront en charge la compensation physiologique.

*« La nature tolère un certain degré de pathologie incurable et permet de vivre au-delà de notre attente si nous savons alléger sa tâche. Elle ne peut pas supporter la double charge d'une altération de fonction et, en même temps, une altération de l'énergie nerveuse causée par la suralimentation qui impose à l'organisme un travail deux ou trois fois supérieur à celui qui correspondrait normalement aux besoins du moment. »* (Dr J. Tilden.)

Les maladies dites incurables peuvent être prévenues par une hygiène de vie correcte. C'est dès l'enfance que les mesures doivent être prises pour éviter l'altération de la santé. Celle-ci compromise, les mesures de palliation n'apporteront pas la solution recherchée.

Les soins d'hygiène vitale permettront de restaurer et de sauvegarder ce qui peut l'être. Rien de valable ne peut être accompli hors des voies de la nature. Les forces de vie inhérentes à l'individu ne doivent jamais être forcées ni contrariées.

Ce qui détruit la vie ne peut la sauver. En revanche, ce qui est conforme aux impératifs de la vie assure la sauvegarde et le rétablissement de la vraie santé.

## 14. L'eau et l'hydrothérapie

Voici, résumées, les pratiques de base les plus utiles en hydrothérapie au rhumatisant et à l'arthritique.

### a) Chaleur et transpiration

Il faut, en hydrothérapie, comme pour les autres techniques, se méfier de l'illusion. Par exemple, de toutes les caractéristiques des bains de vapeur, la plus trompeuse est celle qui donne l'impression d'une abondante transpiration. En fait, la production excessive de transpiration visible est un signe d'épuisement, et non de santé. Pour être bénéfique, la transpiration doit s'évaporer dès qu'elle atteint la surface de la peau ; elle aide ainsi à rafraîchir le sang de la circulation superficielle. La transpiration trop abondante est presque toujours un signe de surtension vitale et est alors nocive, à moins qu'elle ne soit le résultat d'une fièvre naturelle (dans ce cas, elle est un signe d'élimination active).

Les épreuves ont montré que la sueur produite pendant les premières minutes contient une bonne proportion de toxines ; ensuite, elle ne contient plus guère que de l'eau et des sels minéraux. La perte de ceux-ci n'est en aucun cas avantageuse ; elle peut même être préjudiciable.

La chaleur appliquée extérieurement n'a, en général, pas d'effet bénéfique durable sur l'organisme. Pour une période relativement brève, elle peut réduire ou soulager une douleur articulaire, arthritique ou rhumatismale. Cependant, la tendance est d'en augmenter l'application, de telle sorte que les nerfs s'engourdissent, la circulation se ralentit et la production calorique propre à l'organisme se déprime. La température interne est comprise dans des limites précises, et la régulation thermique est influencée rapidement et puissamment par la température de la peau. Lorsque la température superficielle s'abaisse, la production de chaleur augmente automatiquement, anticipant ainsi sur une perte continue de chaleur par la peau. Si, parallèlement, la peau est chauffée, la combustion est restreinte afin d'éviter tout risque de surchauffe interne.

Un effet du réchauffement continuel de la surface du corps est l'épaississement du sang. Ce phénomène présente une ressemblance avec la solidification du blanc d'œuf sous l'effet de la chaleur. Une obstruction de la circulation générale peut s'ensuivre. Les effets de la chaleur prolongée à la surface de la peau peuvent être constatés chez des personnes qui se trouvent constamment devant un feu ou une source de chaleur ; le sang épaissi et immobilisé peut figurer une ecchymose, avec décoloration de certaines parties de la peau, qui sont tachetées de couleur brune et peuvent persister pendant des jours ou des mois. Une telle peau est évidemment abîmée ; elle est aussi dévitalisée, bien que ce phénomène n'apparaisse pas d'une manière évidente à l'observateur superficiel. Elle manque d'élasticité, de fermeté, de tonus, et elle a perdu une partie de sa possibilité de réparer, dans un délai normal, le dommage qui lui a été infligé. Bien que les dégâts ainsi provoqués en surface soient considérables, le chauffage qui les a causés paraissait doux et n'avait donné aucune sensation désagréable. De tels inconvénients peuvent être produits par toute autre forme de chaleur sèche irradiante, par des cataplasmes bouillants ou par des brûlures superficielles résultant d'applications réchauffantes (par des bouillottes, notamment).

### b) La réaction

Lorsque la peau reçoit une application froide, les effets sont presque toujours exactement contraires. Le mécanisme de production de chaleur s'active et, après une série de réactions, la circulation du sang est plus vive et effective. La partie lésée devient capable de se régénérer plus normalement.

### c) De la mesure !

En médecine naturelle, nous insistons sur la nécessité d'applications très mesurées et courtes. Le but est de favoriser le fonctionnement organique mais non de l'obstruer ou de le paralyser, ni de le surexciter. Plus froide sera l'eau, plus forte sera la réaction lors de l'application. C'est cette réaction, ou réponse, que nous considérons comme la phase essentielle d'une hydrothérapie éclairée.

Les capacités de réponse de l'individu doivent être évaluées. Dans cette affaire vitale, il est aussi dangereux de prendre des demi-mesures que de refroidir excessivement un organisme mal portant. Les mesures héroïques datant du siècle dernier ne sont guère à considérer que comme des exemples terrifiants. Les remèdes « drastiques » n'entrent pas dans le cadre de nos conceptions ; un de nos principes est que, plus sérieusement souffrant est le patient, plus il est important d'éviter toute violence dans l'application des méthodes d'hygiène naturelle.

## d) Equipement et compresses

Douches et jets de toute sorte, immersions, bains de siège, enveloppements dans des draps mouillés, compresses et autres applications telles que la promenade dans l'herbe couverte de rosée (Kneipp), sont déjà bien connus de tous ceux qui s'intéressent aux méthodes naturelles (5). En hygiène naturelle, les applications d'eau se trouvent cependant réduites au minimum.

Bien qu'en général nous recommandions, pour la production de chaleur par l'organisme, la réaction à partir d'une application d'eau froide, dans le cas de l'arthrite et du rhumatisme, nous recourons surtout à la compresse chaude, produisant de la chaleur humide à un endroit choisi du corps et pendant une période allant de 15 à 60 minutes suivant l'abondance des tissus qui entourent la compresse.

La chaleur humide présente probablement la condition idéale pour l'activité d'autoguérison de l'organisme. Deux moyens sont à notre disposition pour y parvenir :

**La compresse tiède ou chaude** (indépendamment du bain local ou complet), qui produit une réaction superficielle mais risque de conduire à un refroidissement si le patient ne se trouve pas dans un environne-

5. Voir l'ouvrage des docteurs Gérard Katz et Alain Maurin : *Santé et thermalisme* (épuisé).

ment suffisamment chaud ; s'il prenait froid, une réaction défavorable s'ensuivrait.

La compresse tiède ou chaude, éventuellement entretenue par une bouillotte, peut être utile chez les sujets qui ne font pas spontanément une montée suffisante de température. Mais il ne faut pas en exagérer la durée d'application.

**La compresse froide ou l'enveloppement froid humide.** Une application correcte est requise car la réaction, la réponse organique, doit être dynamique et conduire rapidement à une élévation de température locale (et, dans certains cas, générale). Une compresse mal appliquée peut être nocive. Avec les individus sous-vitaux, méfions-nous des compresses froides appliquées inconsidérément, notamment si les pieds sont froids et si le patient frissonne aussitôt après son application. Alors, il faut remplacer tout de suite la compresse ou l'application froide par une application chaude.

La compresse comprend deux parties : un morceau de coton fin ou de toile de coton, et un plus grand morceau de tissu de laine, de préférence de la laine tricotée plutôt que tissée.

Après le premier choc produit par l'application froide, la compresse doit normalement commencer à s'échauffer au bout d'1 ou 2 minutes, et généralement elle devient tout à fait agréable après 3 à 5 minutes. Si une sensation de fraîcheur subsistait durant plus de 5 minutes, la compresse devrait être remplacée, répétons-le, par une application chaude. Après une demi-heure, en permettant au corps de revenir à un état normal de température, la compresse peut être réappliquée.

## e) Bain complet

Dans l'arthrite et le rhumatisme, comme d'ailleurs dans bien d'autres troubles de santé (grippe, par exemple), le bain chaud à température progressive peut être considéré comme une intervention naturelle conduisant à l'hyperthermothérapie.

La température initiale de l'eau peut être d'environ 34 à 36°, puis on fait monter cette température jusqu'à 39, 40, 41 et même 42°, sauf contre-indication médicale en rapport, par exemple, avec l'hypertension, une tendance à l'hémorragie cérébrale, etc. Le bain peut durer de 15 à 30 minutes. On le fait suivre habituellement d'une douche rapide à l'eau froide, puis d'un essuyage vigoureux et même d'une friction au gant de crin.

A l'eau du bain, il est souvent avantageux d'ajouter une cuillerée à soupe de **chlorure de magnésium** ainsi qu'une vingtaine de gouttes d'**essences végétales** de romarin, de thym...

Les **algues micro-éclatées** sont intéressantes à bien des titres. L'algue absorbe les ions ainsi que de nombreux éléments contenus dans l'eau de mer mais elle ne les laisse pas « repartir » car elle est pourvue d'une paroi absorbante et protectrice.

Ajouter simplement des algues dans une baignoire n'est d'aucun intérêt. L'algue n'est efficace que si l'on peut en extraire les ions et les oligo-éléments. Elle doit être traitée de manière que ses cellules puissent éclater.

Les algues employées habituellement sont les fucus, les laminaires, l'ascophyllum et parfois les lithothamnes (algues fossiles contenant en grande quantité du calcium et du magnésium, de 10 à 50 %). Le fucus et les laminaires sont riches en iode, brome et fluor ; les autres en magnésium et en calcium. On y trouve également des vitamines A, B, C, D, etc., de même que des principes antibiotiques et antiviraux. L'effet des bains aux algues micro-éclatées est particulièrement intéressant dans les situations suivantes : détente et relaxation, problèmes cellulitiques, obésité, effet sur les troubles cutanés, influence favorable dans tous les problèmes d'origine circulatoire. Sont alors préconisées des cures de 2 et 3 bains par semaine, pendant 8 à 10 semaines, chaque bain étant suivi d'une application de gel d'algues avant le repos au lit pour la nuit. L'action relaxante des algues libère, au niveau des téguments et des terminaisons neuro-vasculaires cutanées, les éléments biologiques ionisants, les minéraux, vitamines et hormones agissant directement sur la tonicité capillaire et veineuse (6).

6. Voir l'ouvrage d'Alain Saury : *Les Algues, source de vie* (épuisé).

## 15. L'alimentation de santé

Voici les bases d'une alimentation saine et rationnelle. L'importance de la ration elle-même sera à individualiser en fonction des besoins organiques du moment (lesquels dépendent du travail, du climat, de la faim réelle). En aucun cas, ne se livrer à la suralimentation.

### a) L'alimentation moderne, source de déséquilibre

Une nourriture composée de produits dévitalisés, industrialisée, altérée par une conservation défectueuse et par les substances chimiques, empoisonnée, ne peut certainement pas apporter au corps les substances dont il a besoin, en particulier les minéraux, vitamines et oligo-éléments.

De son côté, la suralimentation est cause de fermentations et de putréfactions gastro-intestinales avec destruction de nutriments et altération de la muqueuse digestive.

La consommation insuffisante ou excessive de protides, la consommation excessive de protides animaux, de graisses animales de mauvaise qualité, l'utilisation régulière de graisses et d'huiles cuites, l'abus d'aliments farineux et sucrés, la consommation d'excitants et d'épices trop violents ont les conséquences les plus fâcheuses sur l'état de santé.

Des troubles tels que l'arthritisme, le rachitisme, l'artériosclérose, les affections des reins, du foie, du tube digestif, passent presque inaperçus pendant un certain temps mais annoncent la dégénérescence organique. L'efficience des organes sensoriels s'abaisse progressivement mais, sous l'influence des médicaments habituels, personne n'y prend plus garde. Le tabac, l'alcool et les drogues compliquent encore la situation.

On incrimine l'âge mais celui-ci n'intervient normalement que dans une faible mesure. Les animaux en liberté gardent l'intégrité de leurs fonctions jusqu'à leur dernier souffle, sauf exception.

### b) Conseils pour la composition de la ration alimentaire

Nos aliments sont généralement classés en plusieurs catégories, en fonction de leur destination nutritionnelle :

— **Les aliments dits vitalisants ou alcalinisants ou nettoyeurs :** les légumes et les fruits (salades, persil, cerfeuil, etc., et aussi quelques légumes-racines : carotte, betterave rouge). Les fruits qui entrent dans cette catégorie sont des fruits aqueux : pommes, poires, prunes, cerises, figues fraîches, oranges, etc. Ces aliments sont riches en vitamines et en oligo-éléments (7).

— **Les aliments plastiques ou réparateurs :** protides ou azotés. Ils interviennent dans la croissance, notamment musculaire, et dans les phénomènes de réparation organique (après blessure ou maladie, mais aussi chez la femme enceinte ou allaitante, chez l'enfant, etc.). Ce sont notamment le lait, les fromages, la viande, les fruits oléagineux (noix, noisettes, amandes, sésame), les légumineuses (haricots, pois, fèves, lentilles, etc.).

— **Les aliments énergétiques** qui, en principe, fournissent les calories et apportent le sucre sous diverses formes :

a) En premier lieu : les aliments farineux (céréales, pain, pommes de terre, riz, pâtes alimentaires, châtaignes, etc.).
b) En deuxième lieu : les sucres, le miel et leurs dérivés.
c) En troisième lieu : les huiles et les graisses.

## c) Répartition de la ration

Un bon moyen mnémotechnique est la **formule 60/20/20.** En poids environ 60 % de légumes et de fruits, crus et cuits + 20 % d'aliments protidiques + 20 % d'aliments glucidiques (farineux et sucres).

En ce qui concerne les aliments gras, il en faut très peu et nous ne les incluons pas dans la formule ci-dessus pour ne pas la compliquer. Disons, à titre d'approximation, que 5 % de la ration suffisent en huile et en graisse ajoutées.

Il y a donc lieu d'assembler les aliments afin d'éviter les excès ou les carences de l'une ou de l'autre catégorie. Par exemple, un repas équilibré pesant au total 500 grammes sera composé de :

---

7. Voir l'ouvrage d'Alain Saury : *Manuel diététique des fruits et légumes* (épuisé).

— **60 %** (soit 300 grammes) de légumes et fruits crus ou cuits ;
— **20 %** (soit 100 grammes) d'aliments farineux et sucrés (pain, pommes de terre, riz, etc.) ;
— **20 %** (soit 100 grammes) d'aliments protidiques, c'est-à-dire 2 œufs ou du fromage, ou des légumineuses (ou, pour ceux qui en prennent : viande maigre ou poisson).

C'est la proportion applicable au **sédentaire.** Si un **travail physique** est requis ou si la température est basse, il y a lieu d'augmenter la ration d'aliments farineux et sucrés et de réduire la proportion des légumes et des fruits. Par **temps chaud,** on diminue la ration d'aliments farineux et sucrés et on augmente celle de légumes et de fruits.

Il n'est pas possible de donner d'indications plus précises, sur un plan général, car il appartient à chacun d'entre nous d'agir suivant sa propre expérience, **en commençant par une ration faible et en l'augmentant progressivement en fonction des symptômes éprouvés.** Chacun doit devenir son propre guide et, dans une large mesure, son propre médecin.

## d) L'alimentation normale

Alimentation très légère, composée essentiellement de produits biologiques obtenus dans des sols régénérés. Voici donc un schéma de régime alimentaire correct, à adopter habituellement en dehors des périodes de désintoxication (sauf contre-indication médicale) :

— **Matin à jeun** : eau seule (ou jus de fruits biologique), ou fruit (si bien toléré).

— **Petit déjeuner** (à prendre 1/2 heure ou 1 heure ensuite, pas après 8 h 30) : variable suivant la température et le travail :
— soit un fruit frais ou des fruits secs trempés + 1 tasse de lait non bouilli (ou caillé, ou en poudre) ou fromage blanc ou yogourt ;
— soit 1 infusion légère (malt, maté, thé léger, sauge, thym, lavande, mais pas de café) ;
— soit 1 ou 2 biscottes complètes (ou biscuits complets ou galettes de riz, ou pain bis au levain) + miel, infusion, 1 cuillerée à café de purée de fruits oléagineux ou fromage blanc bien égoutté ;

— soit une tranche de pain bis au levain et un œuf mollet ou 50 grammes de fromage à pâte ferme ;

— soit... rien du tout, si vous n'avez pas faim ou si le repas de la veille au soir a été copieux. De toute manière, variez la formule d'un jour à l'autre.

— **Midi** : salade et crudités ; un peu de légumes verts cuits soigneusement ; 50 à 100 g de viande maigre ou de poisson maigre, sans sauce. Remplacer fréquemment la viande par 50 ou 80 g de fromage à pâte ferme ou par 90 à 100 g de fromage à pâte molle, ou par 1 œuf frais poché, cuit mollet ou incorporé. En plus, un peu de pain bis, ou autre aliment farineux (biscottes, châtaignes, etc.). Au dessert (facultatif) : une pomme bien mûre, ou préparation maison.

Ne rien prendre d'autre, afin de ne pas gêner la digestion.

— **Après-midi** : ne rien prendre sauf eau, ou infusion légère. Manger tôt le soir. (Si travail physique, ou pour les enfants : goûter léger possible.)

— **Soir** : salade ; éventuellement soupe fraîche ; 1 légume cuit ; prendre en plus, si on y tient : 1 tranche de pain bis ou un peu de riz complet, de pâtes, de semoule, de pâtisserie sèche de ménage ; fromage, œuf incorporé. Facultativement : dessert (par exemple flan ou crème maison).

Faire ce repas du soir le plus simple et le plus léger possible.

### e) Cas particuliers

Les constipés feront bien de composer le repas du soir uniquement de légumes cuits et crus, seuls ou avec soupe de légumes verts et quelques pruneaux secs trempés (éviter les fruits acides le soir). Eventuellement aussi, infusion légère (tilleul, verveine, oranger) après ce repas ou au coucher (avec sucre complet ou miel). Les repas de midi et du soir peuvent être intervertis. On peut y ajouter régulièrement, matin et midi : levure alimentaire, blé germé, etc. Pour la salade : huile d'arachide vierge, d'olive, de tournesol, de sésame, de carthame, de courge, etc. (en variant).

En cas de travail ou d'exercice physique intense, ou encore d'exposition au froid, prendre une collation « calorique » vers 10 heures et 16 h 30 (quelques fruits secs ou biscuits secs). Cette remarque s'applique aussi à presque tous les enfants.

Des exemples de menus pour chaque saison (52 jours) sont donnés dans notre ouvrage *Votre santé par la diététique* (Editions Dangles).

Ne pas oublier le caractère essentiel du recours aux facteurs naturels de santé : air, soleil, repos, équilibre émotionnel, etc. Chaque jour, exercice physique au grand air, notamment sous forme de marche rapide (sans aller jusqu'à la fatigue) ou de gymnastique (Ruffier (8), exercices oxygénants, Respirator...).

Après le repas, détente et relaxation.

### f) Conseils importants

— Il est préférable de prendre salade et crudités au début du repas.

— Repas simples : peu d'aliments différents à chaque repas, mais variez d'un repas à l'autre. Pas d'alimentation monotone. Présentez des plats attrayants mais sains.

— Mangez toujours très modérément. Mastiquez à fond, lentement. Insalivez soigneusement vos aliments. Calme et gaieté à table. Appréciez les saveurs naturelles.

— Ne mangez que si vous avez vraiment faim. Si fatigué, nerveux, indisposé, mal à l'aise, enrhumé, frileux, très constipé, en période de diarrhée, sautez le repas et reposez-vous : eau seule et jus de légumes verts, crus ou cuits. Sautez autant de repas qu'il faudra jusqu'à la disparition des malaises et au retour de la vraie faim. Il est bon, d'ailleurs, de sauter systématiquement un ou deux repas par semaine, ou même plus.

— Jamais de grignotage entre les repas (bonbons, biscottes, biscuits, fruits...).

— Les repas indiqués pour midi et soir peuvent être intervertis. Mangez peu le soir.

— Prenez garde à l'excès de fruits acides ! Les fruits pris à contretemps sont à l'origine de fermentations, ballonnements, diarrhée, amaigrissement, déminéralisation.

8. Voir, du docteur J.-E. Ruffier : *Gymnastique quotidienne* (même collection, Editions Dangles).

— Dormez au moins 8 heures par jour. Reposez-vous, chaque fois que possible, avant et après le repas (surtout à midi). En cas d'asthénie, repos plutôt que nourriture en excès. Le faible qui se suralimente s'affaiblit encore. L'alimentation doit être rééquilibrée.

## g) Compléments alimentaires de reminéralisation

Dans certaines formes d'arthrite et de rhumatisme, des signes de déminéralisation sont observés : il y a carence de calcium ou insuffisance d'assimilation d'autres oligo-éléments. Des compléments alimentaires naturels peuvent alors se révéler particulièrement bienfaisants :

— **Levure alimentaire sèche** : apporte en abondance des vitamines B (équilibre nerveux).
— **Huile de pépins de courge** : 1/3 ou 1/4 de cuillerée à café chaque jour.
— **Pollen** : une cuillerée à café ou à soupe par jour.
— **Blé germé** : une cuillerée à café ou à soupe par jour, le matin de préférence (la luzerne germée est également bienfaisante).
— **Chlorure de magnésium** : conseillé par le professeur Raymond Lautié ; la ration d'entretien peut en comporter un ou deux grammes, avec un jus de fruit ou de légume, de préférence le matin à jeun.

Les aliments suivants figureront dans la ration de chaque jour : crudités (carotte, betterave rouge, navet, persil...) ; quelques fruits oléagineux (noisettes, amandes, pistaches, noix du Brésil) ; fromage blanc frais, fromage à pâte ferme, œuf biologique.

On s'abstiendra impérativement de certaines boissons toxiques susceptibles d'induire des troubles du métabolisme : alcool, café, boissons dites hygiéniques comportant coca, kola, acide phosphorique, caféine, etc. On leur préférera des jus de fruits de provenance biologique, en quantité modérée, en dehors des repas.

Un facteur nutritionnel à ne pas négliger est l'**héliose** (le bain de soleil est indispensable ou, à défaut, pendant la mauvaise saison, le bain d'air).

Ces mesures favorisent le métabolisme général.

## 16. Schémas alimentaires

### a) Pendant la crise aiguë

Il est préférable de jeûner pendant plusieurs jours, tant que persistent la fièvre, la transpiration, les douleurs locales intenses, la langue chargée, l'haleine fétide et l'inappétence.

**Boisson :** de l'eau peu minéralisée (Mont-Roucous, Volvic, Katell-Roc). On peut y ajouter quelques gouttes de citron ou de pamplemousse, par exemple.

### b) Reprise alimentaire

**Le premier jour**

*A jeun :* un ou deux verres d'eau peu minéralisée + quelques gouttes de jus de citron ou de fruit frais.

*Petit déjeuner :* une pomme bien mûre, des fraises ou du raisin, par exemple ; en mauvaise saison, quelques fruits secs trempés (abricots, raisins secs).

*Midi :* quelques feuilles de salade ; crudités diverses (navet, carotte, betterave, oignon, ail, concombre, chou...), avec un peu d'huile vierge et de jus de citron.

*Soir :* comme à midi, ou encore un potage de légumes (sans oublier les orties, petites pousses de printemps, chaque fois que possible).

*Entre les repas :* de l'eau exclusivement.

**Deuxième jour**

*Matin :* eau + jus de fruit.
*Petit déjeuner :* comme la veille, en augmentant un peu la ration.
*Midi :* salade, crudités. Ratatouille de courgettes ou légumes cuits.
*Soir :* soupe fraîche de légumes. Crudités.

**Troisième jour**

*Matin :* eau + jus de fruit.
*Petit déjeuner :* comme la veille ou encore 1 ou 2 pommes cuites.

*Midi :* crudités. Légumes cuits. 1/2 tranche de pain bis ; 20 g de fromage à pâte ferme ou 50 g de fromage blanc.

*Soir :* salade et crudités. Soupe. Ratatouille très légère de riz semi-complet avec légumes.

**Quatrième jour**

*Matin :* eau + jus de fruit.

*Petit déjeuner :* une tranche de pain beurrée. Un peu de fromage blanc ou de fromage à pâte ferme (50 g).

*Midi :* crudités. Légumes cuits. Riz ou pâtes alimentaires, châtaignes ou semoule... Y incorporer un peu de fromage ou 1/2 œuf. Une demi-pomme au dessert.

*Soir :* soupe fraîche. Crudités. Légumes de saison. 20 ou 30 g de fromage.

On augmentera donc progressivement la ration pour en arriver à la formule 60/20/20 (voir § 15c).

*Nota :* cette formule de reprise alimentaire peut être utilisée chaque fois que l'on souhaite revenir à un **régime dit de désintoxication ou d'élimination**, pendant un ou plusieurs jours, par exemple après une période marquée d'excès alimentaires.

Selon les conclusions des travaux du docteur Paul Delbet et du professeur Raymond Lautié, le **chlorure de magnésium** extrait de l'eau de mer serait favorable à la défense organique et à la remise en ordre cellulaire. Suivant les besoins et la tolérance individuels, cette substance peut être prise à la dose de 10 à 20 g par jour (pour les adultes) en période de crise aiguë et pendant 3 jours, puis à une dose plus réduite, de 1 à 5 g par jour pendant les périodes d'élimination et de désintoxication. Une supplémentation régulière de l'alimentation peut être envisagée avec un ou deux grammes, chaque matin, de chlorure de magnésium.

## 17. Aliments autorisés et interdits

Aux rhumatisants et arthritiques chroniques (et à ceux qui veulent éviter de le devenir).

## a) Aliments conseillés ou permis aux arthritiques

**Tous les fruits frais, aqueux, bien mûrs,** toujours d'excellente qualité, crus de préférence, quelquefois (exceptionnellement) un peu cuits, sans addition de sucre ni de miel. Ces fruits sont : le citron, le pamplemousse, l'orange, la figue, l'ananas, le raisin, la pomme, la poire, la pêche, la groseille, la groseille à maquereau, la mûre, etc. Ajoutons-y : le melon et la pastèque, qui sont des fruits et non des légumes, à proprement parler. Les fruits acides et mi-acides ne doivent être pris qu'avec la plus grande modération ; il faut s'en abstenir pendant les crises, à l'exception de quelques gouttes diluées dans de l'eau ; les sujets florides les supportent mieux que les maigres déminéralisés.

**Les fruits secs,** consommés avec modération et introduits progressivement dans l'alimentation. A consommer tels quels (dattes) ou trempés pendant 12 ou 24 heures dans un peu d'eau froide non bouillie, non sucrée. Ce sont : les pruneaux, les abricots secs, les raisins secs, les bananes sèches, les figues sèches, etc. Les bananes fraîches doivent être très mûres et d'excellente qualité, sinon elles sont farineuses et indigestes ; les bananes sèches trempées sont souvent mieux tolérées, à doses modérées.

**Les fruits farineux,** tels que les marrons et châtaignes, à consommer avec modération au début de la réadaptation, cuits rapidement.

**Les légumes verts, non amylacés,** crus ou, occasionnellement, cuits avec précaution de manière à leur conserver la plus grande partie de leurs propriétés et de leurs vitamines. Ce sont, en particulier : les salades, laitue, mâche, chicorée, pourpier, pissenlit, endive, scarole, le cresson, le chou, les haricots verts et toutes les feuilles vertes des végétaux. Les feuilles de l'oseille, de la bette et de la rhubarbe sont à éviter. Les épinards doivent être cuits dans deux ou trois eaux.

On peut aussi classer dans cette catégorie de végétaux non amylacés : les courgettes, aubergines, potirons, concombres, le fenouil, le poivron.

**Les légumes à faible teneur en hydrates de carbone,** à consommer au cours de la réadaptation alimentaire, de préférence aux céréales. Les prendre crus ou un peu cuits (croquants). Ce sont : la carotte, le navet, le céleri-rave, la betterave rouge, le salsifis, le topinambour, l'artichaut, les crosnes, etc.

**Les pommes de terre,** assez chargées en hydrates de carbone. A toujours cuire entières, en robe, à la vapeur ou dans très peu d'eau, exceptionnellement au four, et à consommer immédiatement.

**Les fruits oléagineux,** non grillés, à consommer avec modération, en commençant par des quantités peu importantes, bien mastiqués (20 grammes, par exemple), une ou deux fois par semaine au début. Il s'agit d'amandes, noix, noisettes, pignons de pin, pistache. Notons que les cacahuètes (arachides) appartiennent à la famille des légumineuses, comme les haricots, pois, lentilles, etc. ; nous n'en conseillons pas la consommation, sauf à de très rares occasions. Nous en dirons autant du soja.

**Les huiles** seront utilisées en quantités modérées. Donner la préférence aux huiles d'olive, d'arachide et de tournesol, exprimées à froid et sans produits chimiques. Ne jamais les faire chauffer. Les fruits gras, tels que la noix de coco sont conseillés à petites doses (9).

**Les céréales** pourront être réintroduites progressivement dans l'alimentation. Elles seront cuites très rapidement, mastiquées très longuement et insalivées soigneusement, comme tous les farineux. Il s'agit du blé, du riz, de l'orge, du seigle, de l'avoine, etc., sous forme de farine, semoule, quakers, pain complet ou semi-complet au levain, pâtes, biscottes, exceptionnellement (10).

**Il faut se méfier des purées, des semoules, des produits farineux incorporés aux potages,** parce que ces aliments sont insuffisamment mâchés et insalivés. La digestion en est assez difficile, de ce fait.

**Eviter la farine blanche et le riz blanc.** Ces aliments ont perdu une partie notable de leurs éléments nutritifs.

---

9. Voir l'ouvrage d'Alain Saury : *Huiles végétales d'alimentation* (même collection, Editions Dangles, épuisé).

10. Voir l'ouvrage de Jean-Luc Darrigol : *Les Céréales pour votre santé* (même collection, Editions Dangles).

**Le lait et ses dérivés** (beurre, fromage), ainsi que les œufs, sont à consommer de préférence aux aliments protidiques tels que la viande, les abats, etc., mais toujours en quantité très modérée. Le fromage non fermenté est préférable. Le blanc d'œuf doit être pris légèrement cuit (mollet ou poché). **Ces aliments doivent être évités en cas de crise aiguë.**

**La viande** peut, en bonnes combinaisons, être prise par l'arthritique et le rhumatisant (sauf contre-indication). Il s'agit de viande rouge ou maigre, cuite légèrement, sans sauce. Le bœuf, le mouton, le poulet, le poisson maigre sont acceptables. Nous ne conseillons pas la viande de porc, trop grasse, et nous nous méfions même du jambon maigre. La viande de cheval contient de très nombreuses purines.

Nous ne conseillons pas les autres aliments. Si l'arthritique en consomme, qu'il ne le fasse que très exceptionnellement, à ses risques et périls.

**Seule boisson conseillée : l'eau naturelle**, peu chargée en minéraux (Volvic, Mont-Roucous, Katell-Roc, par exemple). Les eaux traitées chimiquement sont à éviter. Remarquons que le besoin d'eau devient insignifiant si l'alimentation se compose, pour une bonne part, de fruits et légumes frais et crus, chargés d'eau vitale précieuse, la meilleure de toutes.

**Les sucres** se trouvent dans les fruits, à l'état naturel et facilement assimilables. Si l'on tient à prendre du sucre, ou du miel, que ce soit avec la plus grande prudence.

**On donnera la préférence aux aliments provenant de culture et d'élevage biologiques** (11).

## b) Aliments déconseillés ou interdits aux arthritiques

Nous ne conseillons aucun des aliments non mentionnés dans la liste que nous venons de donner. Citons, pour préciser :

11. Voir l'ouvrage de Vincent Gerbe : *Votre potager biologique* (même collection, Editions Dangles).

— les pâtisseries, préparées à la farine, aux œufs, au lait, au sucre. Ces aliments sont indigestes et acidifiants ;

— la charcuterie et les produits tels que le pâté, les rillettes, les conserves, le saucisson, le boudin, les tripes et même le jambon ;

— les bouillons de viande, les viandes faisandées, les viandes gélatineuses... ;

— les graisses animales (sauf le beurre) et les viandes grasses en général. Les graisses cuites (huile, beurre, graisses animales, etc.) ;

— les abats (foie, cœur, poumons, reins, etc.). Les coquillages et crustacés, certains poissons (hareng, sardine, laitance, anchois, caviar, soupe de poissons...) ;

— l'alcool, sous toutes ses formes (vin, bière, cidre, poire, apéritifs et digestifs, rhum, etc.) ;

— certains végétaux riches en acide oxalique ou en produits de fermentations : oseille, épinards, jus de tomates et concentré de tomates, asperges, champignons ;

— les fromages très fermentés ;

— les eaux et boissons gazeuses ;

— les aliments préparés d'une manière destructive par le feu, la chaleur, les produits chimiques, les conserves ;

— les aliments produits dans de mauvaises conditions : poussés avec excès d'engrais, blanchis, etc. ;

— les aliments qui ont subi un début de fermentation, par suite de traitements ou d'un stockage défectueux. Ne pas oublier la nocivité des pommes de terre verdies ou germées ;

— le café, le thé, le cacao, le chocolat sont à proscrire. Leur richesse en purines est excessive ;

— le sel, le vinaigre, la moutarde, les épices et condiments en général, dépravant le goût, gênent la digestion, entravent l'assimilation, fatiguent l'organisme. Ils sont à rejeter ;

— un anti-aliment à éviter formellement : le tabac ;

— les boissons du genre Coca-Cola sont des anti-aliments dont la nocivité réelle est insidieuse. L'attention des petits comme des grands doit être attirée sur les risques qu'elles présentent pour la santé physique et nerveuse.

*

* *

### c) Les œufs sont conseillés aux rhumatisants

On considère fréquemment que les œufs, riches en purines, sont défavorables aux arthritiques et aux rhumatisants.

Des études assez étendues semblent infirmer cette croyance. Les œufs sont riches en vitamine B (choline), extrêmement importante pour la santé du foie. Cette vitamine intervient dans la formation d'une substance grasse du sang, les phospholipides, éléments qui interviennent dans la lutte contre l'infection streptococcique. La fièvre rhumatismale est associée à l'infection streptococcique. Il semble donc que l'ingestion d'œuf puisse intervenir dans l'apparition et le contrôle des crises rhumatismales.

L'œuf doit être alloué sous forme cuite (mollet ou poché) (expériences relatées dans *B.M.J.*, 17 avril 1957 ; *Am. Journ. of Diseases of Children*, vol. 65, p. 744, 1943 ; *Journ. of Amer. Dietetic Assoc.*, vol. 26, p. 345 ; *Journ. of Experim. Med.*, vol. 100, p. 245, 1954).

D'une manière générale, il semble que le régime alimentaire des enfants qui deviendront plus tard des rhumatisants soit carencé en lipides naturels. La fièvre rhumatismale n'apparaît pas chez les sujets dont le sang est riche en lipides. Une remarque finale importante : nous conseillons les œufs biologiques, dits « normaux ». En effet, nous nous méfions des productions industrielles obtenues à grands coups d'hormones, d'antibiotiques et d'aliments douteux.

## 18. Le jeûne dans les affections rhumatismales

Voici deux observations rapportées par le docteur Yves Vivini :

1) Mme P., 70 ans. Entrée en clinique en mars 1960 pour une arthrose lombaire et coxo-fémorale droite, évoluant depuis deux ans et s'accompagnant de douleurs dans les genoux, tant et si bien qu'elle devait marcher avec deux cannes.

Dans ses antécédents, on notait une atteinte de rhumatisme articulaire aigu à 11 ans ; à 14 ans, un érythème noueux et à 41 ans, une péritonite tuberculeuse avec ascite. Cette malade a jeûné 19 jours et, à la suite de sa cure, elle ne ressentait plus aucune douleur et marchait sans canne. Trois mois après sa cure, elle m'écrivait :

« *Je suis heureuse de venir vous dire que vos pronostics se sont complètement réalisés et que je suis en parfaite santé. Je ne souffre plus d'arthrose et je marche sans fatigue, allègrement ou peu s'en faut...* »

Ce cas nous montre que le jeûne reste indiqué dans des affections d'origine tuberculeuse.

2) Maintenant, je vais vous citer un cas plus démonstratif, parce que, moi-même, j'ai eu peur.

C'était une jeune femme de 35 ans qui avait fait une chute à la suite de laquelle elle ressentait des douleurs dans plusieurs articulations. Elle consulte plusieurs médecins qui prescrivent des calmants puis des anti-rhumatismaux, jusques et y compris la cortisone. Tout cela sans aucun examen ni analyse. Quand elle vint me voir, l'histoire durait depuis plus d'un mois. Elle était presque impotente, tant les articulations des pieds et des mains, des genoux, des coudes et des épaules étaient douloureuses et enflées.

Je l'ai hospitalisée d'urgence et j'ai fait procéder à des analyses qui révélèrent une vitesse de sédimentation à 50-91 et un taux d'antistreptolysines à 910 U. Donc, nous étions en face d'un rhumatisme articulaire aigu en pleine évolution, d'autant plus qu'elle avait alors 39°-40° de température. Ce n'était vraiment pas difficile de faire le diagnostic ! Elle se plaignait du cœur ; je lui ai fait faire, tout de suite à l'entrée, un électrocardiogramme : négatif. Le rhumatisme articulaire aigu est tout à fait différent du rhumatisme banal car il donne une atteinte cardiaque très fréquemment et même le médecin classique dit que, sans les médicaments chimiques qui étaient jusque-là : salicylate de soude puis qui sont devenus la cortisone, en passant par la pénicilline et les antibiotiques, sans ces médicaments donc, dans une forte crise de rhumatisme articulaire aigu, avec température, violentes douleurs, atteinte de plusieurs articulations et taux d'antistreptolysine, comme c'était le cas de Mme C..., on a toujours une atteinte cardiaque si on ne fait pas ce traitement classique.

Elle a jeûné 24 jours. A sa sortie de clinique, la vitesse de sédimentation était normale, elle ne souffrait plus du tout. Un électrocardiogramme pratiqué trois semaines après sa sortie se révéla négatif, comme celui que j'avais fait à l'entrée. Autrement dit, c'est bien la preuve indiscutable que dans un cas de rhumatisme articulaire aigu, maladie considérée comme extrêmement grave, le jeûne réussit bien et même mieux que les traitements habituels car, même avec la cortisone, les antibiotiques et le salicylate de soude, croyez-moi, on voit des atteintes cardiaques... !

## 19. Technique des points de Knap

Une technique de vitalisation et de détente utile aussi dans l'arthrite et le rhumatisme.

### a) Une remise sur pieds instantanée

Merveilleux praticien des méthodes naturelles, Martin de Beauce était masseur-kinésithérapeute mais en même temps élève du célèbre guérisseur Georgia Knap, qui a diffusé en France, durant une trentaine d'années, des méthodes de santé d'un intérêt capital. Parmi ces méthodes, figure au premier rang la technique du **ponçage des points douloureux**, dits de Knap.

Avant de décrire les fondements et les applications de cette technique, il est peut-être intéressant de citer une histoire authentique rapportée par un praticien de méthodes naturelles.

*« J'étais invité à un mariage, dans ma famille. Malheureusement, au moment de la cérémonie, il manquait le témoin de la mariée, son frère. Celui-ci, nous dit sa femme, était couché depuis la veille, en proie à une violente attaque de rhumatisme articulaire aigu. Il ne pouvait pas se lever.*

*« Je me rendis immédiatement au domicile du témoin et je le trouvai effectivement au lit, en transpiration, ce qui diffusait dans sa chambre une odeur très âcre. Il souffrait au point de ne pouvoir mobiliser aucun de ses membres sans crier. Fort de l'enseignement que j'avais reçu de Martin de Beauce, je lui proposai de lui appliquer la technique des points de Knap, en lui faisant ressortir que, s'il acceptait mon intervention, probablement pourrait-il participer au mariage de sa sœur. Il*

*accepta mais chaque ponçage lui provoquait des douleurs très vives. Après une vingtaine de minutes d'application, il se relaxa quelques minutes et dit qu'à sa grande surprise, il souffrait beaucoup moins et qu'il avait l'intention de se lever.*

*« Il prit un bain rapide et, en voiture, gagna la mairie puis l'église. Je lui avais bien recommandé d'éviter la viande et l'alcool mais il ne put s'en empêcher. Il participa néanmoins non seulement aux cérémonies civile et religieuse, mais encore aux agapes et même à la sauterie qui termina très tard cette journée mémorable.*

*« Malheureusement, étant donné ses écarts d'alimentation et de boisson, le lendemain le rhumatisme le reprit — et je n'étais plus là, de toute manière. Mais cette anecdote montre bien le parti que l'on peut tirer de cette technique de Knap, combinée à certaines autres mesures, notamment l'alimentation de désintoxication et, de préférence, le jeûne total. »*

### b) Agir par voie réflexe

Chaque matin, Knap effectuait sur lui-même un vigoureux massage « à poings fermés », dans la région de la colonne vertébrale et sur les parois adjacentes, spécialement dans la région lombaire, c'est-à-dire dans cette zone où tant de douleurs apparaissent, notamment du fait de la lordose.

Cette zone présente une importance considérable car le muscle carré des lombes conditionne la force de la colonne vertébrale tout entière. On agit ainsi, par voie réflexe, sur les surrénales, c'est-à-dire sur le système sanguin.

Knap, qui faisait de nombreuses expériences sur lui-même, se mit un jour à bêcher avec intensité pendant plusieurs heures. Il éprouvait de la peine à se redresser et, normalement, cet excès aurait dû le laisser immobilisé pendant plusieurs jours. Il entreprit, immédiatement après l'effort, un ponçage de la région lombaire et, après un court repos, il put reprendre sans difficulté ses activités habituelles qui nécessitaient la marche, la station debout et les soins corporels à ses patients.

*
* *

### c) Bases scientifiques

Venons-en maintenant à quelques données scientifiques, qui ont d'ailleurs été exposées avec beaucoup de talent par le docteur André de Sambucy.

A la surface extérieure de l'homme, 7 kilos de peau l'habillent. Ce manteau, que la nature nous a offert, est en fait un vêtement aux nombreuses doublures, dont nous ne connaissons que les principales.

Une bonne digestion et une belle peau sont en rapport avec l'**intestin**. Cette peau est en relation avec ce segment « ventre » de l'être humain coupé en tranches, segment primordial par lequel l'être humain se construit, se modifie et se conserve. La peau vaut ce que valent le ventre et l'intestin. La peau est ce qu'est l'intestin, à la fois dans son lustré, dans son satiné, dans sa surface. Elle est aussi ce qu'est l'assimilation de l'intestin, dans son tissu adipeux qui protège du froid et contribue à équilibrer le système nerveux. Si les toxines et les microbes envahissent l'intestin, ce sera la cellulite, sorte de matelas douloureux qui capitonne l'individu.

La peau est en rapport avec les **poumons**, qui lui apportent l'oxygène, sa fraîcheur, sa couleur et son prana. La qualité et la profondeur du respir se lisent sur la peau du visage et sur la peau des extrémités. Combien d'acrocyanoses n'ont-elles pas été influencées par le déblocage respiratoire et la culture physique respiratoire !

La peau est aussi en relation avec les **glandes endocrines**. Pour la température du corps, elle est liée à la thyroïde, notamment. En cas de frilosité, par rupture de la thermorégulation, ce sont les endocrines qui sont détraquées. Certaines femmes ont d'ailleurs bien travaillé, par de folles thérapeutiques, à détraquer cette thermorégulation. Leur peau est horripilée pour un rien.

La peau est en rapport avec les **surrénales**, glandes de la fatigue, et la maladie d'Addison, qui les affecte, amène cet état perpétuel d'épuisement avec peau grise qu'aucune thérapeutique ne peut encore réellement guérir.

La peau est en rapport avec l'**hypophyse**, qui est en quelque sorte le général en chef des glandes. Il y a actuellement plus de dix fonctions de l'hypophyse connues. La neurofibromatose, le grisé de la peau, un certain granite frileux et maigre de peau tendue sur des dos douloureux, voilà encore l'hypophyse qui en est responsable. La perte, la destruction du tissu élastique, ce tissu qui fait la jeunesse ou la vieillesse de l'être humain, c'est encore l'hypophyse. Or, une certaine attitude du dos (de la colonne vertébrale) entraîne dans la surface de ce dos, dans les soutènements musculaires de ce dos, dans l'architecture osseuse qui tend ces muscles, des groupements de forces et des abaissements de forces. Il y a des points qui, immanquablement, deviennent douloureux, et ces points seront les « points de Knap ».

A chaque attitude psychologique correspond une attitude du système locomoteur. L'effroi, la peur, l'angoisse, les complexes d'infériorité, les attitudes orthopédiques appelées par les gymnastes « déformation type », ont leur correspondance posturale. Le déblocage de la vésicule biliaire, les atteintes hépatiques, le froid, le désir de se redresser avec un dos faible ou écroulé, engendrent un état de tension dans les attaches musculaires de la tête au tronc. Le trapèze est le maître-muscle de cette région ; il ne demande qu'à devenir douloureux, qu'à présenter une hypersensibilité localisée, surtout dans la partie supérieure. Voilà un point de Knap que l'on trouve chez tous ces malades.

Tous les rénaux, tous les lombalgiques, tous les sciatiquants, tous les rhumatisants, tous les grippés, tous les intoxiqués ont au bas de la cage thoracique et en haut des reins un point douloureux.

### d) Une clientèle

*« Dans ma salle d'orthopédie et mon gymnase,* écrit le docteur de Sambucy, *je vois régulièrement arriver des téléphonistes, des standardistes, des sténographes et des secrétaires, des piqueuses à la machine, des brodeuses, de jeunes couturières, des mécanographes. L'éducation physique inexistante de la France n'étant pas capable de mettre en place des colonnes vertébrales et de leur assurer un dos puissant et musclé en bonne position, ces femmes travaillent leur vie durant à l'élongation, à l'effondrement, à la suspension de tout un système, le système postérieur de l'être humain qui est fait pour être en raccourcissement et en tension. Le résultat combiné de la cyphose et de la décalcification de la zone vertébrale provoque ce que j'ai appelé pour cette raison* " zone ingrate ". *Chez ces malheureux effondrés, tous les points de Knap du*

*dos sont douloureux. Il suffit de les faire asseoir ou de les faire coucher à plat ventre pour constater avec sûreté que toutes les émergences nerveuses, dont évidemment nous savons parfaitement la carte, sont douloureuses.* »

## e) Les zones douloureuses

Actuellement, le médecin est amené à rapporter un certain nombre de sciatiques à la saillie des derniers disques de la colonne vertébrale, dans le canal médullaire. Le rapprochement des vertèbres, dû à un affaissement et à une contracture du rachis, serre les filets nerveux dans les défilés osseux devenus trop étroits. Des douleurs violentes se manifestent, qui se projettent à l'extérieur dans des zones bien connues. Mais certains points du bas du dos sont typiquement douloureux dans ce cas. Ce sont des points de Knap.

Considérons un individu présentant des zones douloureuses à un certain étage. Cherchons par le toucher les endroits de la tranche cutanée spécialement douloureux, c'est-à-dire où existent des phénomènes anormaux, le long de la ceinture nerveuse, par exemple. Dans la profondeur de la colonne vertébrale, 5 ou 6 endroits successifs peuvent être touchés entre la corne postérieure de la moelle et la peau. Quels que soient l'emplacement et la cause de la douleur, le point de Knap correspondant sera douloureux.

Quel que soit le point touché et traité, le résultat, si le diagnostic a été correct, sera la sédation de la douleur, et le point de Knap cessera d'être douloureux.

Mais il y a aussi une manière de penser inverse. Sans se préoccuper de l'origine exacte du mal, on l'attaque à sa périphérie, sur la peau et dans la peau. Le point lui-même devient alors très important ; il suffit de le travailler et de le modifier pour envoyer sur le parcours du nerf des modifications profondes et durables.

Si la santé d'un organe a été en cause, un point douloureux spécial apparaît à la périphérie, au niveau de la peau ; on traite alors ce point pour obtenir un effet favorable au niveau de l'organe en cause.

Le docteur Leprince a écrit : « Le secret de Knap, pour triompher de la fatigue, de la douleur, qu'elle soit rhumatismale ou névralgique, n'est autre que la recherche, au niveau de la colonne vertébrale, du tronc ou des membres, des points sensibles correspondant à l'émergence cutanée de filets nerveux en relation avec les différents plexus : cervical, brachial, solaire, lombaire, sacré, etc. Les résultats obtenus sont incontestables :

« Le procédé utilisé par Knap est la pression forte avec le pouce aux points sensibles déterminés avec précision. Ce traitement manuel agit :

1) Directement sur les altérations de la peau et ses terminaisons nerveuses (revitalisation cutanée, effacement des rides, rajeunissement des tissus).

2) Indirectement, par voie réflexe, sur les troubles fonctionnels profonds.

« Quant aux résultats immédiats, ils sont, dans la grande majorité des cas, les suivants :

— **sédation des douleurs dans les cas récents (lumbago aigu dès la première séance)** ;

— **disparition ou diminution des sensations de lourdeur, de fatigue, de courbature** ;

— **amélioration des fonctions, surtout digestives, mais aussi cérébrospinales.**

« Les résultats éloignés consistent en un **rajeunissement tissulaire** qui se manifeste par une **restauration plus ou moins profonde de la santé générale.**

« Les indications les plus fréquentes de ces diverses modalités de traitement comprennent :

1) **Les douleurs** (algies essentielles, rhumatismes musculaires, pseudo-angines et angines vraies de poitrine, lumbago aigu et chronique, torticolis, coup de fouet, etc.).

2) **Les crampes professionnelles** (pianistes, écrivains, etc.).

3) **Les traumatismes et leurs suites.**

4) **La chronicité gynécologique, les troubles de la menstruation,** etc.

5) **Les troubles digestifs fonctionnels ne dépendant pas d'une lésion organique.**

6) **Les troubles de la circulation** (varices, œdèmes, etc.).

7) **Les états de fatigue générale**, souvent d'ailleurs associés chez les femmes à la **cellulite.** »

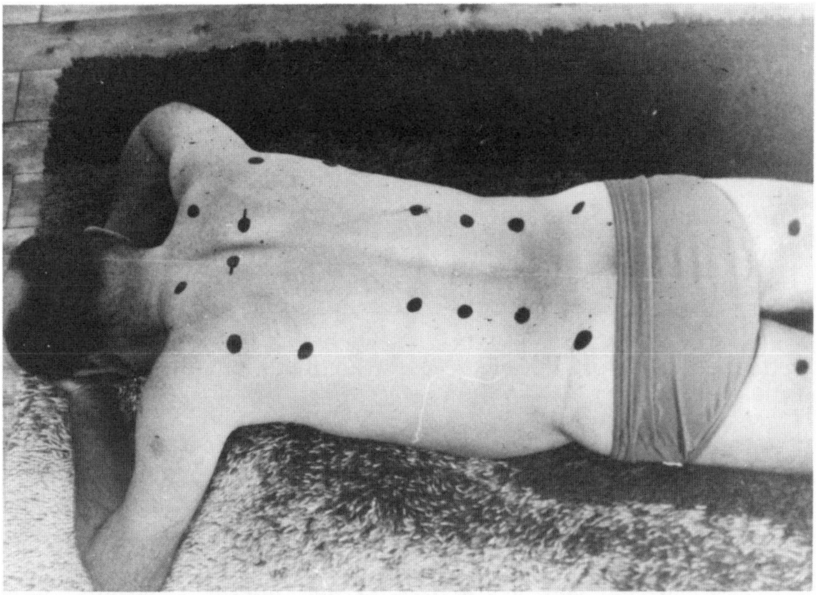

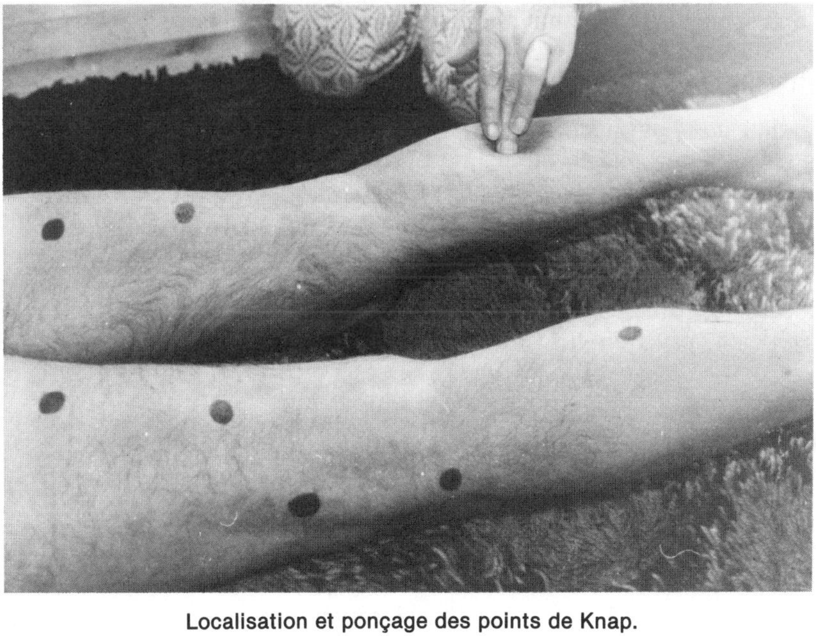

Localisation et ponçage des points de Knap.

La méthode de Knap représente une véritable **méthode d'hygiène de prévention et de rétablissement**, et aussi de **réflexothérapie**.

### f) Une technique fondamentale

A vrai dire, *il ne s'agit pas d'une technique médicale mais hygiénique car elle est strictement sans danger.* Les effets à tous les âges, **de l'enfance à la vieillesse,** sont tels que chacun devrait acquérir la pratique de cette méthode, dont l'étude nécessite au maximum une heure d'attention.

**A tous ceux qui se plaignent de tension permanente, de crispation, de perte de vitalité et de force physique, de troubles de la mémoire et de concentration, de difficultés digestives, de douleurs articulaires et musculaires, d'asthme, d'angoisse, etc., l'application du ponçage de Knap peut être conseillée.**

Les parents peuvent pratiquer cette méthode sur les **enfants.** Nous connaissons des enseignants qui « poncent » certains enfants trop agités, fatigués ou instables. Nous avons même vu des enfants l'appliquer entre eux, tant cette méthode est simple.

Sur un plan plus précis de psychothérapie individuelle et de groupe, cette technique mérite aussi une place de choix. Elle permet, dans la détente, une meilleure prise de conscience de soi et de son propre schéma corporel, d'où une attitude plus tonique et positive face aux problèmes de la vie physique, psychologique et sociale.

Chaque praticien de santé devrait y être formé : médecin, kinésithérapeute, professeur de culture physique, conseiller hygiéniste-diététicien, psychologue, etc.

## 20. Autres soins

### a) Thalassothérapie

Il s'agit ici du traitement de certains troubles de santé par le climat marin et les bains de mer. **Certaines** interventions dans ce domaine peuvent être efficaces dans **certaines** formes de rhumatismes. Sans doute est-il exagéré de prétendre que la mer guérit tout ; il n'en reste pas moins que le séjour dans certains lieux marins et que certaines interventions dans des établissements spécialisés peuvent apporter une aide considérable. Généralement, les traitements font appel à la kinésithérapie et même à la vertébrothérapie, à l'utilisation de l'eau de mer froide ou chaude, avec algues ou boues marines. Les massages y ont largement leur place.

Le professeur Leroy, créateur de la kinébalnéothérapie, a déclaré : *« Dans l'atteinte poliomyélitique, la plus grande partie des fibres musculaires sont perdues, mais jamais totalement. S'il n'en reste qu'un dixième, ce dixième suffira grâce à l'eau, et plus encore à l'eau de mer. En supprimant les 9/10ᵉ de la masse, la mer permettrait au 1/10ᵉ des unités motrices restantes de faire réapparaître le mouvement, de le répéter, de refaire des fibres, d'entretenir la motricité musculaire, de maintenir ou de recréer la mémoire motrice. »*

Cette méthode de rééducation déborde le cadre des séquelles de polio et permet d'intervenir dans les troubles de la motricité.

Le traitement marin a fait merveille dans bien des affections rhumatismales, même à la période de quasi-paralysie. Il existe, notamment en Bretagne, des établissements de thalassothérapie conduits par des médecins et praticiens sérieux et compétents.

En cc qui concerne les soins à domicile ou dans certains établissements non maritimes, l'importance de l'adjonction de **sel marin**, de **chlorure de magnésium** et d'**algues marines micro-éclatées** est à noter tout particulièrement.

Citons quelques-uns des multiples — et de plus en plus nombreux — établissements de thalassothérapie : Berck, Trouville, Deauville, Siouville-Hague, Lion-sur-Mer, Paramé, Perros-Guirec, Roscoff, Tréboul, Quiberon, Saint-Trojan (île d'Oléron), Collioure, La Ciotat, Saint-Raphaël-Boulouris, Cannes, Porticcio (Corse). A Marseille, sur la Corniche, bains de mer chauds. Certains de ces centres hébergent leurs curistes.

*
* *

### b) Thermalisme - Crénothérapie

Certaines stations thermales sont vantées pour leur « action » bienfaisante en matière d'arthrite et de rhumatismes. Effectivement, la crénothérapie (thérapeutique par les cures thermales) peut être utile à divers titres :

— le curiste peut s'y reposer, s'y détendre dans une atmosphère en principe peu polluée — et l'on sait l'importance du facteur psychosomatique dans de telles affections ;

— certaines eaux sont favorables à la désintoxication cellulaire et à la revitalisation ;

— des traitements de kinésithérapie, acupuncture, hydrothérapie, fangothérapie (avec boues), etc., y sont pratiqués.

Il est souhaitable que l'attention des curistes soit attirée sur l'importance du repos, de l'exercice physique et de la diététique. Il serait bon que les établissements thermaux veillent à éduquer leurs clients dans ces domaines et qu'ils les mettent également en garde contre les dangers du tabac, de l'alcool et des médicaments administrés mal à propos.

Voici une liste des stations thermales conseillées dans l'arthrite et le rhumatisme :

— **Eaux chlorurées-sodiques :** Bourbonne-les-Bains, Bourbon-l'Archambault.

— **Eaux calciques-sodiques :** Barèges, Ax-les-Thermes, Luchon.

— **Eaux calciques et chlorurées-sodiques :** Digne, Uriage.

— **Eaux sulfurées-calciques :** Aix-les-Bains, Enghien.

— **Boues :** Saint-Amand, Dax.

— **Pour les sciatiques :** Lamalou, Chaudes-Aigues, Néris, Bagnères-de-Bigorre, etc.

Citons encore la station de cure de Vittel.

### c) Argile

Des enveloppements froids, tièdes ou chauds peuvent être utiles dans certaines formes de troubles arthritiques ou rhumatismaux. On pourra y ajouter certaines essences végétales ou décoctions de plantes (voir l'*Index alphabétique*) (12).

Dans les affections traumatiques ou inflammatoires (contusion, entorse, furoncles, lymphangite, névralgie, engelures, rhumatismes), on peut utiliser la terre fine ou, mieux, le kaolin ou l'argile en général, délayés dans le double de leur poids de glycérine pure. Ce mélange, chauffé au bain-marie, appliqué en couche épaisse sur la joue enflammée, puis recouvert de coton cardé et d'une bande de pansement, jouit de propriétés antiphlogistiques calmantes et résolutives vraiment remarquables (d'après le Dr Paul Carton : *Traité de Médecine naturiste,* ouvrage épuisé).

### d) Phyto-aromathérapie

Dans l'*Index alphabétique*, nous précisons, pour certains troubles, des formules de bains, cataplasmes, infusions ou décoctions, d'après les écrits du professeur Raymond Lautié (ses ouvrages figurent dans la rubrique bibliographique) (13).

### e) Le sauna

Le sauna, plus en vogue en Europe nordique, peut être très utile à titre préventif et dans la période aiguë ou chronique d'affection arthritique ou rhumatismale.

Une séance hebdomadaire suffit. Une utilisation correcte du sauna ne comporte que très peu de contre-indications. Il sera néanmoins utile de consulter un médecin compétent dans cette technique.

### f) Orthothérapie

Il s'agit d'une série de 6 exercices assurant la détente et le rééquilibre de muscles essentiels (mais trop méconnus) ainsi que la réduction de

---

12. Voir *L'Argile pour votre santé*, par André Passebecq (Editions Dangles).

13. Voir également l'ouvrage de Marcel Bernadet : *La Phyto-aromathérapie pratique* (Editions Dangles).

douleurs ou même de troubles fonctionnels par tensions normales. Ces muscles se situent principalement dans la région de la nuque et des épaules, le long du rachis et dans la région du bassin. Les deux muscles psoas iliaques, fréquemment impliqués dans les problèmes de « lumbago », se trouvent ainsi rééduqués.

Les exercices d'orthothérapie ont été expliqués par le texte et les photographies dans notre ouvrage : *Traitements naturels des affections circulatoires* (Editions Dangles). Leur pratique quotidienne préviendra bien des désagréments, depuis certaines céphalées jusqu'aux troubles les plus variés d'ordre digestif, circulatoire, respiratoire ou locomoteur.

### g) Ostéopathie, chiropratique et méthodes manuelles (Mézières, etc.)

Appliquées correctement, ces techniques rendent d'éminents services dans la prévention et le rétablissement. Nous mettons cependant en garde contre des méthodes inadéquates et des praticiens incorrectement formés, dont l'intervention peut compliquer les problèmes, à l'inverse du but recherché.

### h) Homéopathie, acupuncture

Elles peuvent avoir leur rôle à jouer, en complément des facteurs naturels de santé. Nous indiquons brièvement, dans l'*Index alphabétique* (3e partie), des médicaments homéopathiques éventuellement utiles ou bienfaisants (14).

### i) Techniques annexes

Nous nous devons de mentionner des techniques dont l'efficacité se révèle, dans certaines situations, incontestable. Nous en choisirons deux qui se réfèrent au même mot : le **magnétisme.**

---

14. Voir les ouvrages du docteur Claude Binet : *L'Homéopathie pratique* et *Thérapeutique homéopathique.*

1) Le docteur Constantinescu a conçu un générateur magnétique destiné à moduler surtout l'activité tonique des muscles quand celle-ci se trouve anormalement modifiée. Il suffit, selon lui, d'appliquer des pulsations magnétiques contrôlées à travers ces muscles, lésés ou contracturés, pour leur restituer la souplesse, ce qui rétablit l'équilibre naturel.

Notre objection sera cependant qu'il ne s'agit là, probablement, que d'une intervention symptomatique, utile certes dans certains cas mais qui ne résout pas le problème de fond : quelles sont les causes des lésions et contractures musculaires et comment rectifier ces causes pour obtenir un rétablissement durable ?

2) Certains « magnétiseurs » obtiennent sans aucun doute, par leur intervention, une sédation des douleurs et une détente musculaire, favorable dans bien des arthralgies.

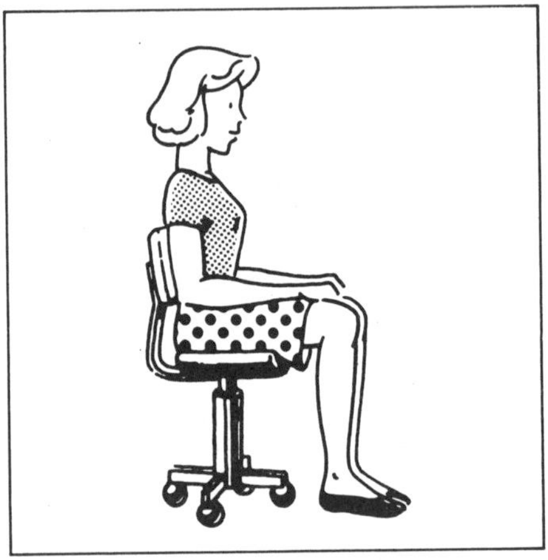

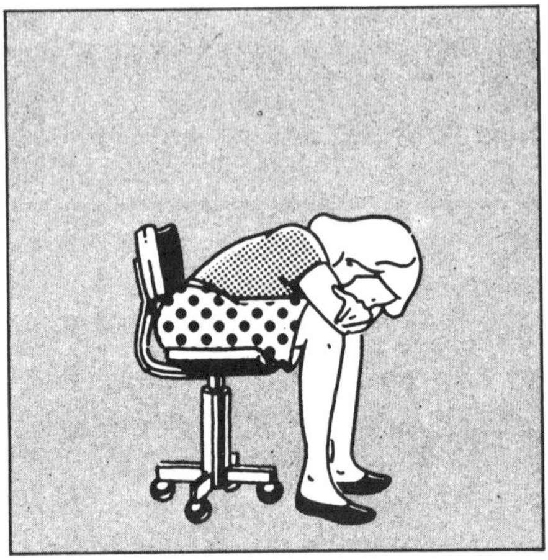

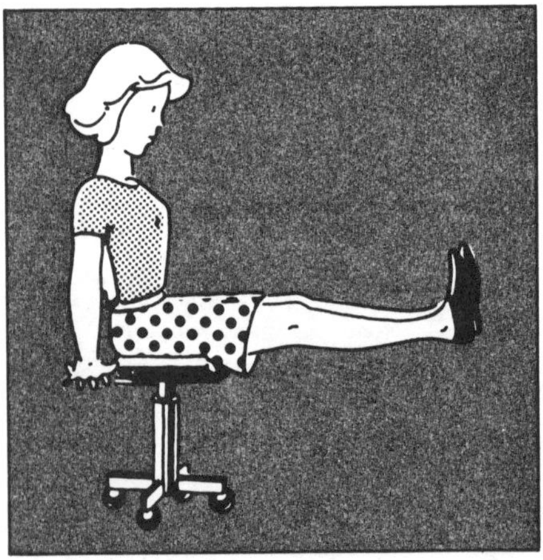

Vous êtes assise 5, 6, 7 heures et plus par jour. L'immobilité et l'attention soutenue contribuent à l'engourdissement et à la fatigue. Sachez prendre quelques minutes, trois ou quatre fois dans la journée pour vous détendre avec ces quelques exercices... sans quitter votre travail bien entendu !

*Pour soulager votre dos en vous décontractant :*

Asseyez-vous le plus confortablement possible, pieds bien à plat sur le sol. Penchez le buste en avant, la tête sur les bras repliés. Décontractez votre nuque. Tenez la position une vingtaine de secondes ou plus, surtout si elle est confortable pour vous. Remontez lentement cinq à dix fois de suite en inspirant calmement.

*Autre exercice :*
Asseyez-vous sur une chaise le dos calé au dossier. Laissez pendre vos bras derrière celui-ci, doigts entrecroisés, paumes en l'air. Abaissez les doigts le plus bas possible. Tendez les jambes à l'horizontale, en relevant la pointe des pieds. Tenez la position une vingtaine de secondes.
Cet exercice de « Stretching » est un mouvement de relâchement du dos et de décontraction des membres inférieurs.

(Extrait du *Courrier d'I.B.M.*)

TROISIÈME PARTIE

# Index thérapeutique

*« La médecine devrait abandonner l'idée que l'être humain est si fragile qu'il nécessite sans cesse le recours à des médicaments ou à des traitements. Ce qu'il faut, c'est apprendre à connaître les potentialités de la nature humaine. »*

René Dubos, *Chercher* (Editions Stock)

## Algies généralisées

**Paix thérapeutique et suppression du tabac.**

Le docteur J. Toulet raconte qu'un artisan lui fut amené par sa femme.

— Vous me l'avez déjà sauvé à deux reprises, dit-elle, mais il est aujourd'hui plus malade que les autres fois.

Depuis plusieurs années, il allait de plus en plus mal : céphalées intolérables, crises gastriques, douleurs aux jambes, etc. ; il avait petit à petit renvoyé ses ouvriers et depuis deux mois, renonçant à travailler lui-même, il avait fermé son garage.

Je pose les questions rituelles :

— Qu'avez-vous ? Que faites-vous ?

Il m'énumère ses diverses douleurs et me montre l'énorme paquet d'ordonnances récoltées au cours de ses voyages auprès des consultants en renom. Il y en avait pour la tête, l'estomac, les jambes, etc.

Frappé par son teint et son allure d'intoxiqué, je lui demande :

— Fumez-vous ?

— Oui, dit-il, un peu.

— Beaucoup, ajoute sa femme.

— Tant mieux, fais-je, vous allez peut-être guérir facilement (adepte du savoir-faire, j'aurais dû dire : « Je vais certainement vous sauver »).

— Qu'est-ce que vous allez me donner ?

— Rien ! Je vais simplement vous supprimer tous les remèdes d'abord, et tout le tabac ensuite. Pas une seule cigarette pendant 15 jours. Vous reviendrez le 15ᵉ jour.

Le 14ᵉ jour, passant devant chez lui en auto, je m'arrête.

Je le vois s'avancer, allègre, avec un teint légèrement coloré que je ne lui avais jamais vu.

— Tiens, vous avez meilleur teint. Comment vous trouvez-vous ?

— Beaucoup mieux, je suis même guéri ; depuis quatre jours je ne me sens plus rien qu'une furieuse envie de travailler et j'attends après vous.

Ce malade revu ces jours-ci, 2 jours après sa guérison, m'a exprimé la doléance suivante :

— Malgré tout ce qui m'est arrivé de malheurs depuis 2 ans, je me porte merveilleusement bien. Et dire que je suis resté 25 ans malade sans qu'aucun médecin, pas même vous, ait pu trouver la seule, l'unique raison de mon mal. Sans la guerre, j'étais même opéré de mon estomac.

— Que voulez-vous ? il y a 40 ans, j'étais, sur cette question, aussi ignorant que beaucoup d'autres et il m'a fallu arriver à plus de 60 ans pour réaliser la fréquente, et parfois extraordinaire, nocivité du tabac. Mais enfin, j'y suis arrivé, heureusement pour vous et pour quelques autres.

Voilà encore un autre malade qui, par la simple suppression d'une faute contre l'art de vivre, retrouve une santé qu'il n'avait plus connue depuis sa jeunesse et qu'il garde encore ! Comment se fait-il qu'aucun des médecins consultés pendant 25 ans n'ait soupçonné le mécanisme de cet état pathologique et n'ait pu remonter à la cause ?

## Arthralgies

Des douleurs, le plus souvent transitoires, peuvent être uniquement localisées dans les zones intéressées par les mouvements ; elles peuvent apparaître également à la palpation. Elles sont couramment considérées comme l'équivalent des névralgies ou des myalgies (douleurs musculaires) courantes. On a pu les rattacher à une *périarthrite* ou à une *lésion articulaire vraie*. Il est bien évident que ces douleurs constituent une sonnette d'alarme. Ici se pose un problème de diagnostic.

### Soins d'hygiène naturelle

Repos de la région en cause ; jeûne court ou d'alimentation crue, de désintoxication (voir § 15). Compresses locales d'eau chaude additionnée de quelques gouttes d'essences végétales d'eucalyptus, de thym, de pin. Infusions de reine-des-prés, de cônes de houblon, de verge d'or, de germandrée (une plante par tasse ; 3 ou 4 infusions chaque jour pendant les épisodes douloureux).

Un bain quotidien tiède ou chaud pourra être utile, suivant la con-

venance ; y ajouter des algues micro-éclatées et éventuellement une cuillerée à soupe de la formule du professeur R. Lautié « *Bain délassant* ».
Des massages très doux (effleurages) pourront être utiles (1), de même que la technique des poings de Knap (§ 19).

**Homéopathie :** Actaea racemosa, Bryonia, Dulcamara (après exposition au froid humide), Kali carbonicum, Rhus toxicodendron, Sanguinaria.

## Arthrites

Dans ce groupe, on compte les arthrites de nature classiquement infectieuse, susceptibles de poussées inflammatoires, pouvant survenir à tout âge et paraissant représenter la forme chronique des rhumatismes infectieux.

**Signes :** les arthrites dites infectieuses se traduisent en premier lieu par une tuméfaction de la synoviale et des parties molles (les lésions n'intéressent que tardivement les cartilages puis les épiphyses avec décalcification). On observe une augmentation notable de la vitesse de sédimentation globulaire. On cite classiquement dans ce groupe :
— les formes chroniques du rhumatisme infectieux (gonococcique, streptococcique, syphilitique, etc.) ;
— le rhumatisme de Poncet, le rhumatisme psoriasique, etc. ;
— la polyarthrite évolutive chronique (ou rhumatisme déformant généralisé) et la spondylose rhizomélique (ou spondylarthrite ankylosante).

**Evolution :** classiquement, on affirme que les arthroses n'aboutissent pas à l'ankylose véritable et jamais à la fusion osseuse totale ; à la différence des arthrites qui, si elles peuvent guérir, ont souvent tendance à entraîner un enraidissement progressif, suivi d'une véritable soudure des surfaces articulaires, parfois même en position vicieuse.

1. Voir l'ouvrage du docteur J.-E. Ruffier : *Traité pratique de massage* (épuisé).

Ici encore, nous allons faire appel aux enseignements du docteur Tilden. Voici donc ce qu'il écrit de l'arthrite déformante :

**Définition :** selon le docteur William Osler, il s'agit d'une maladie chronique des articulations d'étiologie douteuse. D'après ma propre expérience, je crois que cette maladie est le résultat du surmenage de l'organisme en général et, en particulier, des fonctions digestives chez des personnes à diathèse arthritique (goutteuse).

**Etiologie :** c'est une maladie que l'on rencontre, le plus souvent, chez des personnes âgées de 30 à 50 ans plutôt qu'à une autre période. Cependant, on la trouve aussi parfois chez des enfants et des jeunes gens, avant ou au moment de la puberté. Les femmes en sont plus facilement atteintes que les hommes, si j'en juge d'après mon expérience.

**Cause prédisposante :** diathèse arthritique (goutteuse).

**Causes excitantes ou déclenchantes :** l'arthrite déformante peut apparaître aussitôt après une forte émotion : la mort d'un être cher, une peur soudaine, un accident, etc. Naturellement, pour que la cause déclenchante puisse occasionner l'arthrite déformante, la nutrition doit être altérée à un point tel qu'un dernier coup de pouce puisse déclencher la maladie. Certains auteurs médicaux considèrent que cette maladie a son origine dans une perturbation du système nerveux. Il existe, en effet, une forme d'arthrite déformante de ce genre : celle qui déforme les articulations par ankylose (soudure des os). Toutes les maladies ont au moins un élément d'origine nerveuse ; en fait, une maladie ne peut pas se déclarer sans une réduction préalable de l'énergie nerveuse et cette énervation est causée par les facteurs d'épuisement du système nerveux.

Le trouble nutritionnel qui aboutit à la maladie objet de cette étude provient d'une alimentation incorrecte prolongée, en excès ou en carences. Si la diathèse de la personne est scrofuleuse, elle s'orientera plutôt, sur le plan de la pathologie, vers la tuberculose ou quelque forme de maladie tuberculeuse des reins, du foie, du cerveau, etc. ; si la diathèse est arthritique (goutteuse), l'orientation pathologique conduira à l'inflammation des couches articulaires, par exemple à cause de dépôts calciques, uriques ou autres. Ce processus, une fois en marche, ne cessera jamais de se manifester, à moins que des mesures nutritionnelles et autres soient prises : par exemple, une alimentation non surminéralisée.

**Symptômes**

Parfois, la maladie se déclare dans les reins, parfois dans les orteils ; il s'y forme alors des nodosités ; les articulations des doigts deviennent insensibles, elles enflent et de petites bosses de dépôts osseux apparaissent. Si le patient modifie son mode de vie et son alimentation, parfois aussi s'il change de climat (s'il abandonne un climat froid et humide pour un climat plus chaud et sec), il peut ressentir une amélioration plus ou moins importante de ses troubles et de ses douleurs, et même il peut connaître une rémission des troubles, avec ou sans une modification de la forme des doigts, dont certaines parties sont en général gonflées.

Lorsque la maladie s'est déclenchée, si la cause n'en est pas supprimée — accidentellement ou autrement — les articulations se déformeront de plus en plus. D'autres seront affectées à leur tour et les douleurs et modifications des tissus se propageront des poignets aux coudes et des orteils aux chevilles ou aux genoux. Il arrive même que cette maladie parvienne très rapidement à la colonne vertébrale ; dans ce cas, l'ankylose peut être totale en quelques mois. Les patients qui souffrent d'arthrite déformante des hanches pourront voir l'articulation des hanches s'ankyloser à bref délai ; ne pouvant plus s'asseoir, ils devront rester couchés ou debout. Si les genoux sont atteints de telle façon que leur articulation soit perdue, la marche deviendra impossible ; les déplacements nécessiteront des béquilles si l'usage des bras a pu être sauvegardé.

En règle générale, on ne peut souffrir de nodosités aux doigts s'il n'y a pas eu préalablement préparation du terrain par une nutrition incorrecte. Les erreurs de vie et d'alimentation ne conduisent pas toujours rapidement aux troubles de santé ; des années ou des dizaines d'années sont parfois nécessaires avant que ne se déclarent les troubles.

Dans certains cas, ces troubles peuvent se réduire à la faveur d'une modification, temporaire ou définitive, de certaines habitudes de vie : suppression de l'alcool, du tabac, changement de climat, cure thermale, thalassothérapie, etc. La maladie pourra reprendre son cours et progresser à nouveau si les anciennes causes pathologiques reviennent ou si d'autres apparaissent. Les saisons froides et humides sont les plus favorables à la reprise et à l'aggravation des troubles.

**Diagnostic :** à ses débuts, l'arthrite déformante peut être confondue avec le rhumatisme inflammatoire. Cette erreur ne durera cependant pas longtemps car des dépôts se formeront et seront suffisamment significatifs. Le gonflement n'est jamais aussi important ici que dans les cas de rhumatisme inflammatoire : l'inflammation n'est pas aussi développée ; la fièvre est moins élevée que dans le rhumatisme articulaire aigu.

**Soins naturels :**

Une articulation perdue l'est en principe pour toujours car elle s'est déformée et les cartilages essentiels sont détruits. Toutefois, le cours de la maladie peut être enrayé.

La première mesure à envisager sera un jeûne plus ou moins prolongé suivant l'état du patient ; il serait bon de poursuivre le jeûne jusqu'à la disparition des douleurs.

Ensuite viendra le régime de désintoxication, constitué presque entièrement d'aliments crus pendant plusieurs semaines.

La fièvre et les signes de désintoxication seront probablement intenses. La persévérance et la confiance sont plus que jamais requises.

Il va sans dire que l'alimentation et le mode de vie devront être soigneusement étudiés afin d'éviter le retour à la toxémie (docteur J.-H. Tilden).

**Autres facteurs naturels :**

— Ponçage des points douloureux de Knap : chaque jour, si possible, avec grande douceur (§ 19).

— Bains tièdes ou chauds, avec algues marines micro-éclatées (1 cuillerée à soupe) et, si possible, chlorure de magnésium (1 cuillerée à soupe) ou sels pour bain délassant (formule du professeur R. Lautié).

— Eviter les climats froids et humides. Préférer les climats secs, plutôt chauds.

— Supprimer tous les toxiques : tabac, café, alcool, drogues...

**Homéopathie :** Bryonia, Kali bichromicum, Phytolacca, Rhus toxicodendron.

**Phyto-aromathérapie** (d'après le professeur R. Lautié) : pour réduire l'acide urique : infusions de feuilles de bouleau (30 g par litre), de lavande (30 g/l), de reine-des-prés (30 g/l), de genièvre (5 baies broyées par tasse).

Le matin à jeun, dans l'eau magnésiée (environ 20 g de chlorure de magnésium par litre d'eau potable, 1 verre à vin), ajouter 1 ou 2 gouttes d'essence de citron.

Au réveil, 5 gouttes d'essence d'ail sur un morceau de sucre roux. Les décoctions ou infusions d'harpagophytum peuvent être utiles.

Voir aussi *Rhumatisme articulaire aigu.*

## Annexe. — Un paralysé se rétablit par l'hygiène naturelle

M. E. S., âgé de 65 ans, professeur d'horlogerie en retraite, expert près des tribunaux. Hépatique. Souffre depuis 6 mois de sciatique et d'arthrite progressives.

Il a été soumis aux traitements médicaux les plus variés. Il rentre de 2 séjours dans des maisons de cure où il a subi des traitements par acupuncture, vertébrothérapie, hydrothérapie, injections, etc.

Il a dû être ramené chez lui sur une civière. Les douleurs, selon son expression, sont atroces. Il est dans l'impossibilité de se lever. Le moindre mouvement le fait se crisper et crier. Il est abattu. Il transpire abondamment. Un eczéma persistant lui occasionne des démangeaisons intolérables. Des furoncles apparaissent périodiquement.

Il a dû cesser toute activité et a été mis à la retraite. La Sécurité sociale l'a classé « incurable ». Il a dépensé 5 250 F (de 1960) en 6 mois.

Au bout de quelques semaines d'application des soins d'hygiène vitale, sans jeûne absolu, car il n'avait plus confiance, les douleurs s'apaisent. L'état général s'améliore. Les transpirations se raréfient.

Trois mois plus tard, le patient peut marcher, lentement, mais il se tient debout et a repris espoir. Il reprend de la nourriture avec plaisir, mais en alternant avec de courtes périodes de jeûne et d'alimentation de désintoxication.

Quatre mois plus tard, il peut se promener. Les mouvements deviennent de plus en plus aisés. Il a repris un peu d'activité professionnelle.

Sept ou 8 mois après, l'appendice devient douloureux. Le patient craint aussi la cataracte d'un œil (l'autre œil avait précédemment subi l'opération de la cataracte). Il refuse l'opération pour appendicite ; les troubles oculaires régressent. Il jeûne entièrement pendant 14 jours.

Les résultats obtenus sont remarquables. M. S. se sent mieux que jamais. Il a perdu son obésité et est maintenant « transformé en un jeune homme », suivant son expression. Il marche et court, saute, sans aucune difficulté ni gêne. Les troubles de la peau ont disparu mais, de temps à autre, quand l'alimentation devient trop riche, ils se manifestent à nouveau (excellente « sonnette d'alarme », indispensable chez cet homme précédemment habitué à la suralimentation).

M. S. a repris son activité en horlogerie. Il a demandé et obtenu (après quelles difficultés !) de n'être plus considéré comme « incurable » par la Sécurité sociale. Le médecin-conseil refusait d'admettre le rétablissement chez ce cas considéré comme « désespéré ». Il a fallu que M. S. lui donne la démonstration de sa guérison en sautant à pieds joints sur un guéridon !

Cet homme est mort dix ans plus tard, après avoir été, dans sa région, un des meilleurs propagandistes des méthodes naturelles. Il est mort d'un cancer, affection qui s'était préparée sans aucun doute de longue date et qui était peut-être en rapport avec le mode de vie antérieur, chez cet ancien militaire étranger qui avait dû émigrer en France après de dures tribulations.

Il n'en reste pas moins que son cas est particulièrement intéressant. Il montre que les soins d'hygiène vitale peuvent apporter beaucoup, même dans des situations considérées comme parvenues à un point de non-retour.

## Arthrite blennorragique

Il s'agit ici d'une description purement classique. Le diagnostic a écarté la possibilité d'un rhumatisme articulaire aigu.

Les arthrites blennorragiques sont les plus fréquentes des *arthrites aiguës non rhumatismales.*

Elles se manifestent parfois par une simple douleur d'arthrite passagère, surtout nocturne ; d'autres fois, on observe un épanchement sérofibrineux ou purulent. Le plus souvent, il y a symptômes de polyarthrite d'allure rhumatoïde, l'infection se fixant par la suite sur une ou deux articulations seulement. Parfois, on observe un gonflement phlegmoneux, d'apparition brusque, nocturne, d'allure suraiguë et généralement très douloureux.

Incorrectement soignées, ces lésions donnent lieu à des infections prolongées et à des rechutes ou à des arthrites chroniques (ankylosantes, noueuses, spondyloses, etc.).

**Causes :** pour la médecine physique, des antécédents blennorragiques sont à envisager : il y aurait donc lieu de rechercher le gonocoque dans le liquide articulaire et de pratiquer une gono-réaction.

L'origine microbienne de ces affections n'est pas admise par tous les tenants des médecines naturelles. Problème de terrain, selon eux. L'affection vénérienne (blennorragique, gonococcique) est peu probable et, de toute façon, les soins naturels n'en font pas de cas.

**Traitements médicaux :** traiter et éteindre le foyer initial, immobiliser l'articulation, faire disparaître les phénomènes inflammatoires, réduire la douleur et faire tomber la fièvre ; recourir aux sulfamides et aux fungiques, avec administration de pénicilline, d'auréomycine, de tétracycline, etc., sans oublier un vaccin antigonococcique.

**Traitement naturel :** en ce qui concerne la blennorragie, nous nous reporterons à l'œuvre du docteur Tilden, non pas que nous conseillions de ne pas se préoccuper de l'affection vénérienne, mais par un souci de mettre en garde le patient et surtout le médecin à l'encontre de certains procédés classiques, qui seraient éventuellement à réexaminer.

Le docteur Tilden écrit : « En ce qui concerne la blennorragie (gonorrhée), j'ai des idées non orthodoxes, comme en ce qui concerne la syphilis. Tout ce que j'ai à avancer comme preuve de la validité de mes idées, c'est que mon traitement agit mieux que les autres que j'ai connus et appliqués.

« On admet généralement que la blennorragie provient d'un microbe, le gonocoque. Comme je l'ai déjà écrit, toutes les infections septiques sont, à la base, septiques ou toxiques. L'inflammation septique a pour compagnon le gonocoque. Une inflammation septique des ganglions de Peyer, dans les intestins, occasionne une fièvre typhoïde et l'on trouve le bacille de la fièvre typhoïde dans les matières septiques. La toxine essentielle qui accompagne les inflammations suppuratives est septique. La localisation de la maladie détermine le caractère du microbe que l'on trouve dans les tissus nécrosés ou en mauvais état ainsi que dans les excrétions. On ne trouvera jamais les microbes dans les tout premiers stades de la maladie.

« Dès que celle-ci est découverte, le patient doit cesser de s'alimenter. Il se libérera les intestins par des lavements ou de l'eau minérale, bue en bonne abondance. Il portera une ceinture puis pliera une serviette en deux et l'attachera à cette ceinture, par-devant, dans un but de propreté et pour que les suppurations ne tachent pas les sous-vêtements. Dès que cette serviette sera souillée, elle sera remplacée par une propre.

« Baigner le prépuce dans de l'eau chaude — aussi chaude que possible — pendant 10 à 15 mn et 3 fois par jour. Les parties génitales doivent rester dans un état absolu de propreté, même si les bains d'eau chaude doivent être répétés toutes les trois heures.

« Le patient ne doit rien ingérer jusqu'à ce qu'il n'ait absolument plus aucun malaise. Le jeûne sera donc total pendant cette période. Puis, pendant les trois premiers jours suivant la reprise alimentaire, on prendra un demi-litre de lait battu (après fabrication du beurre), midi et soir. Se coucher tôt, l'esprit libre de toute excitation. On peut prendre un bain complet le soir, avant le coucher ; l'eau en sera aussi chaude que possible et l'on y restera pendant 5 mn. Ce bain sera suivi d'une douche avec de l'eau froide, suivie elle-même d'une friction sèche.

« Quand le patient peut rester au lit, une maladie de cette sorte peut durer de une à quatre semaines. Si cela est impossible, il faut compter sur une durée de trois à six semaines.

« Si le patient doit se livrer à un travail pénible, il faut compter sur une augmentation de la durée de la maladie.

« De nombreux patients que j'ai soignés se sont considérés comme guéris en deux semaines, mais ils ne l'étaient pas encore vraiment. Il faut être prudent et se surveiller parce que les excès alimentaires ou autres ramènent la maladie, qui peut devenir chronique. Plus un trouble est prolongé, plus difficile est le rétablissement.

« Ce traitement est donc très simple et certaines personnes, qui croient en la vertu d'un traitement compliqué, penseront qu'il ne s'agit pas là de soins efficaces. Mais dans le cours d'une année, je constate de nombreux cas qui en sont encore à rechercher une guérison après avoir été traités par médicaments. »

### Infection de l'organisme

« J'ai connu des cas de rhumatisme blennorragique très opiniâtres. C'est là une maladie qui résiste au traitement. Elle suit souvent l'infection des testicules par le gonocoque. Des abcès se forment fréquemment et s'enfoncent de telle façon qu'ils finissent par atteindre la vessie. Je me souviens d'un cas que j'ai vu il y a 30 ans et chez lequel l'urine contenait 50 % de pus : aucune miction ne se produisait sans entraîner avec elle au moins 10 à 25 % de ce pus. Il s'agissait, paraît-il, suivant le médecin traitant, d'une infection par le gonocoque du rein gauche et une opération avait été conseillée lorsque le jeune homme en question était venu me consulter. Mon opinion a été basée sur l'état général du patient, qui était trop élevé pour que quelque chose de grave se passe dans les reins. Je lui ai conseillé de surveiller de très près son alimentation ; je l'ai soumis à un régime très sévère. Trois ans plus tard, il n'avait plus de pus dans les urines.

« Cette maladie a tendance à s'aggraver chez les personnes qui vivent imprudemment, chez les alcooliques et les fumeurs, chez les sensuels qui ne savent pas se dominer.

« Chez les femmes, la gonorrhée ne se développe pas autant que chez les hommes parce que le drainage par injections vaginales est beaucoup plus efficace. Ces injections seront efficaces chez les femmes en moitié moins de temps qu'il ne le faut chez les hommes. Cependant, les femmes assez malchanceuses pour contracter cette maladie devront faire très attention par la suite. Elles doivent renoncer absolument à tout rapport sexuel tant que leur santé ne sera pas parfaitement rétablie. Quand la maladie en sera à son stade le plus aigu, on leur prescrira de grandes injections alcalines (une cuillerée à dessert de bicarbonate de soude) 2 à 4 fois par jour, suivant la gravité de la suppuration. L'alimentation sera suivie d'après la même règle que pour les hommes. S'il existe une inflammation chronique catarrhale de l'utérus, prendre aussi beaucoup de soins en faisant les injections pour que l'infection ne passe pas le col de l'utérus. Quand cette complication survient, on ne peut dire combien de temps dureront les troubles. Une infection intra-utérine peut passer dans les trompes de Fallope et infecter les trompes puis les ovaires. Dans ce cas, il faut souvent faire appel au chirurgien ou rester au lit pendant environ quatre mois. »

*Nota :* sulfamides et antibiotiques vont apporter, pendant un temps, un semblant de solution. On y a recouru après la mort du docteur Tilden, en 1940. Toutefois, la résistance des germes aux antibiotiques et aux sulfamides conduit maintenant à une recrudescence des maladies vénériennes et à des difficultés de plus en plus grandes de traitement.

**Autres soins :** voir *Arthrite.*

## Arthrose

L'arthrose concerne une grande partie de la population des pays d'Europe occidentale. Elle est surtout observée chez les adultes proches du troisième âge mais il peut y avoir arthrose d'une articulation chez un jeune, après un traumatisme par exemple.

Les arthroses affectent surtout les personnes ayant dépassé la quarantaine ; elles sont d'évolution prolongée et cliniquement non inflammatoires mais dégénératives déformantes.

**Manifestations cliniques :** hypertrophie ou déformations articulaires ou osseuses, craquements, douleurs, limitations aux mouvements.

**Formes les plus fréquentes :** polyarthroses de la ménopause, arthroses des mains, des hanches, des genoux, de la colonne vertébrale, rhumatismes phalangiens d'Heberden, etc.

On y rattache également les arthroses-scléroses consécutives à un traumatisme ou une infection éteinte, et dont la caractéristique est qu'elles sont « fixées » et non évolutives (?).

**Origine:** lorsqu'une articulation travaille de manière incorrecte ou excessive, ou subit des agressions (entorses, fractures...), des vibrations ou autres micro-traumatismes, ou si elle se trouve de façon prolongée dans une position défectueuse, il peut y avoir développement d'une arthrose.

Certaines vertèbres sont particulièrement sensibles à l'arthrose, dans le cou, dans la région lombaire et le sacrum. Lorsque la personne est debout, droite, sans aucune charge, le dernier disque intervertébral (situé entre la cinquième vertèbre lombaire et le sacrum : disque L.5-S.1) porte le poids du corps situé au-dessus, c'est-à-dire environ les 2/3 du poids total de la personne. Lorsque celle-ci se penche en avant, à ce poids s'ajoutent ceux des forces musculaires qui servent à équilibrer le corps. A plus forte raison si la personne porte une charge. On a ainsi calculé que, quand une personne porte une charge de 40 kg, son disque L.5-S.1 supporte de 600 à 900 kg. Les travaux de force ou les travaux effectués dans une position pénible font subir à la colonne vertébrale une véritable agression.

Les dessins ci-après précisent les positions les plus traumatisantes ou dangereuses, à éviter, et donnent d'autres suggestions utiles (voir § 7, *Arthrose, mal au dos et colonne vertébrale,* de même que la rubrique *Lumbago*, dans le présent *Index thérapeutique*).

**Soins naturels**

1) *Formes aiguës* (lumbago, sciatique...) : jeûner totalement et se reposer au lit, dans la position la moins douloureuse. Parfois, il est bon de placer une planche sous le matelas ou de poser celui-ci sur un plan dur. Un ostéopathe, ou un chiropractor, très compétent doit être consulté le plus vite possible. Voir aussi *Rhumatisme articulaire aigu.*

2) *Douleurs chroniques :* la mobilisation doit être prudente et, de toute manière, un praticien ostéopathe, méziériste ou chiropractor doit être consulté.

**Homéopathie** : Lycopodium, Phytolacca, Bryonia.
**L'acupuncture** peut être utile.
**Les points de Knap** peuvent apporter une sédation temporaire de la douleur. Si celle-ci est due à des tensions excessives dans la région vertébrale, des exercices d'orthothérapie peuvent être précieux. Ils ont été rapidement décrits dans notre ouvrage intitulé *Traitements naturels des troubles circulatoires* (Editions Dangles) (voir aussi § 19).

Passons maintenant à l'étude nutritionnelle qu'en a donnée le docteur J.-H. Tilden, médecin naturothérapeute.
« Cette maladie est due, elle aussi, à une altération de la nutrition. La diathèse est « goutteuse » (arthritique). Elle affecte presque invariablement de gros mangeurs de féculents, gros mangeurs de pain. Les personnes travaillant dans des endroits humides, sur des terrains bas et marécageux, des régions mal drainées, sont susceptibles de contracter cette maladie. »

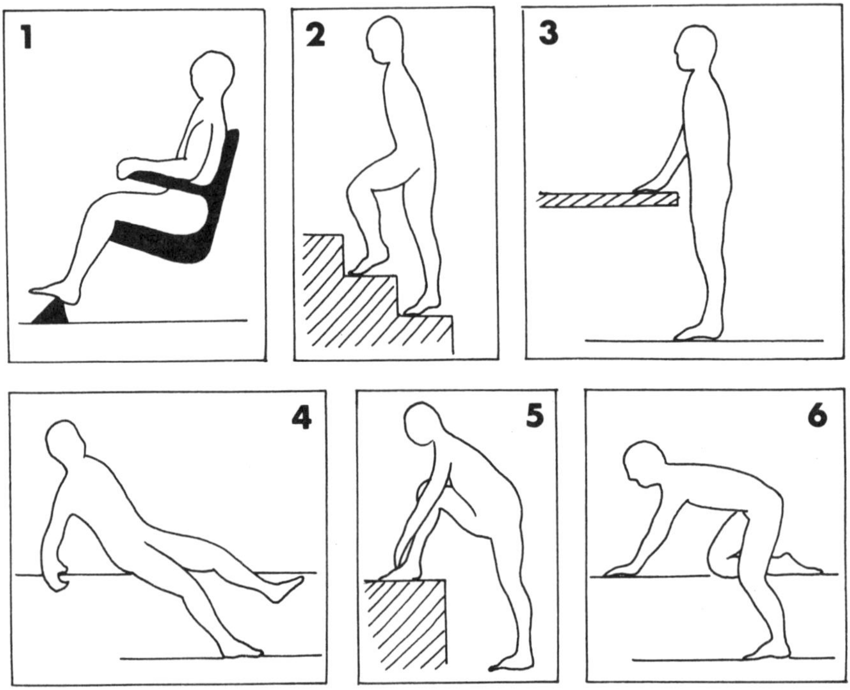


1 : **pour s'asseoir,** préférer un siège à accoudoirs réglables et à dossier ajustable avec contre-appui lombaire.
En voiture, courte halte de 10 minutes toutes les heures.
2 : **pour monter l'escalier,** se pencher légèrement en avant comme pour gravir une pente.
3 : **pour travailler debout,** éviter de trop se cambrer ; prendre appui sur les bras de temps à autre.
4 : **pour se lever,** se tourner sur le côté, s'asseoir latéralement en s'aidant des bras et en basculant le tronc en bloc.
5 : **pour s'habiller,** éviter au maximum les flexions du tronc en avant ; pour enfiler bas et chaussettes ou mettre ses chaussures, poser le pied sur une chaise sans cambrer les reins.
6 : **en période de crise,** se coucher sur le ventre, puis se soulever sur les mains et les genoux en gardant le dos arrondi.
(D'après *Le Point,* 25-02-80.)

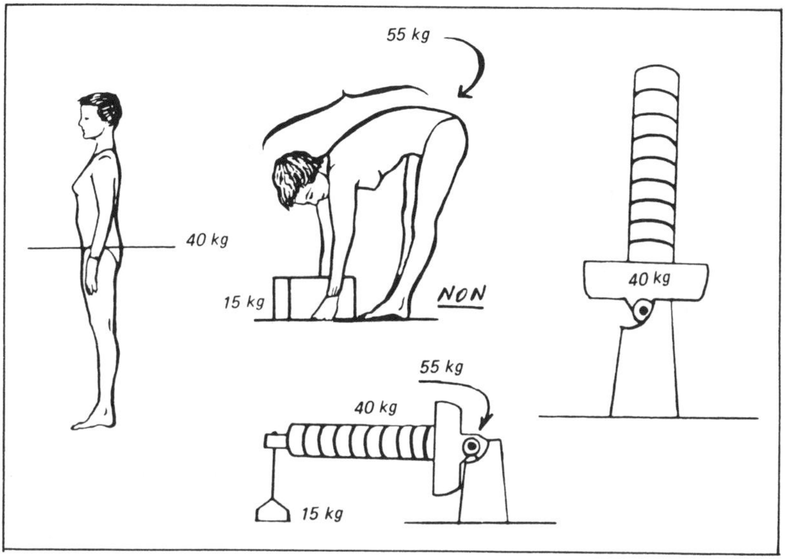


**Mécanisme du lever de poids :** gare aux tensions anormales au niveau des lombaires !

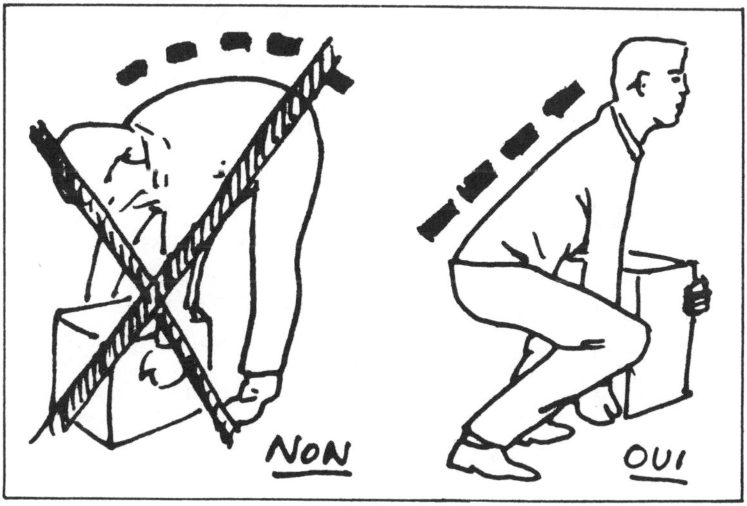


**Gauche :** poids du corps mal distribué ; tensions anormales au niveau de toutes les vertèbres ; disques déformés en coin.
**Droite :** fléchissez les genoux et expirez en levant le poids ; ce sont les jambes plutôt que le dos qui soulèveront le poids.

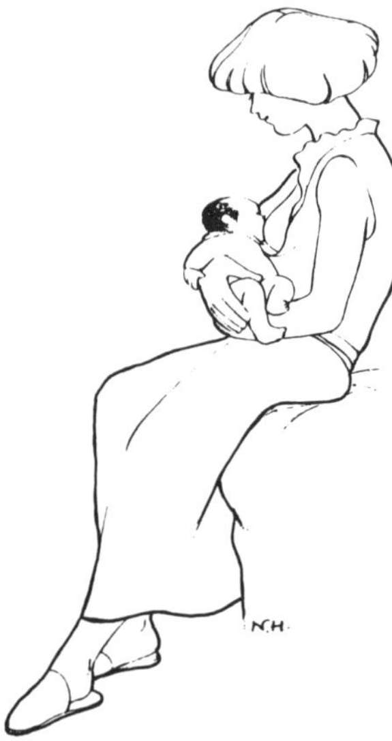

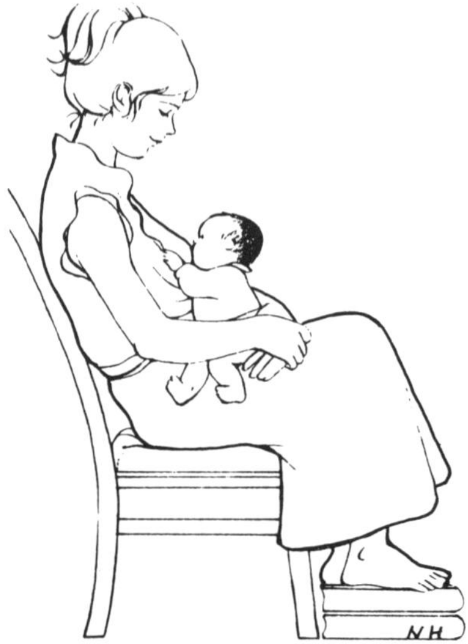

**Il faut éviter à tout prix les positions instables,** les jambes pendantes au bord du lit, le poids du bébé sur les bras, source de contractures dorsales qui deviennent, au bout de quelques jours, franchement douloureuses.

**Bonne position assise :** le dos est bien rectiligne, appuyé sur un dossier ou des coussins, les genoux sont relevés au niveau du bassin, le coude pourrait être mieux appuyé qu'ici, le bébé est assis sur les cuisses.

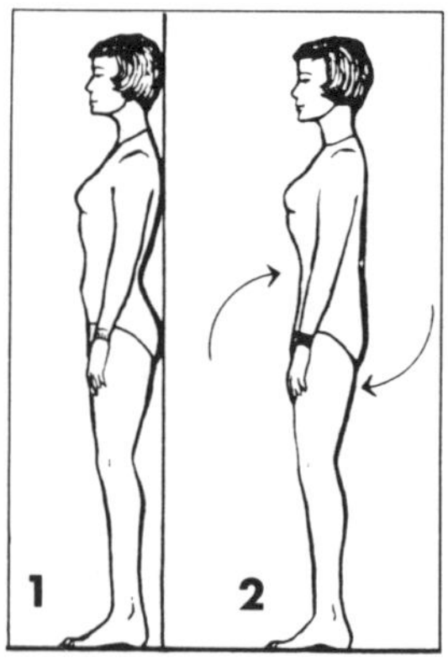


(D'après *Allaiter aujourd'hui,* « Médicographie ».)

1 : diagnostic de posture.
2 : correction de la posture.

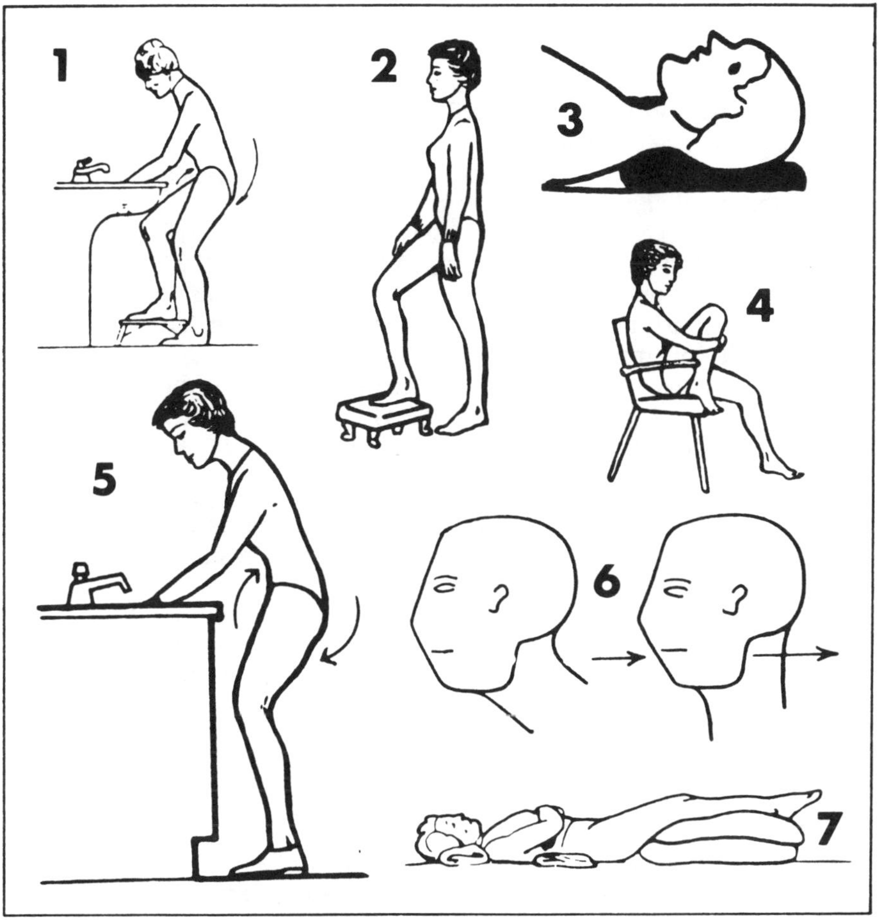


1 : bonne habitude si vous ressentez une fatigue en travaillant devant une table.
2 et 4 : soulagez le bas de votre dos.
3 : un tel oreiller maintient la courbure normale du cou.
5 : position non fatigante ni déformante.
6 : exercice pour tonifier les muscles du cou.
7 : reposez votre colonne vertébrale.

### Symptômes

« Les articulations sont raides. Les personnes atteintes de rhumatisme chronique peuvent difficilement se mettre en route le matin. Les articulations des genoux, des chevilles et autres leur font très mal ; toutefois, quelques heures plus tard, le patient se sent mieux. S'il se couche dans la journée pour faire une sieste, ou encore s'il s'assied pendant un certain temps, il se lève raide et engourdi.

« On dit de ces personnes qu'elles sont des baromètres. Elles sont effectivement très sensibles aux changements de temps. Certaines articulations sont très sensibles au toucher et un peu gonflées, mais elles ne sont pas toujours rouges. Généralement, plusieurs articulations sont affectées à la fois mais j'ai rencontré des cas où la maladie reste limitée pendant des années à une épaule ou un point particulier du dos, ou aux hanches, ou à un genou. L'état général n'est pas toujours mauvais. L'appétit est bon et le patient aime particulièrement les sucreries.

« La maladie n'est pas tenue pour sérieuse alors que l'on trouve parfois des complications du côté du cœur. L'artériosclérose apparaît souvent et la personne vit rarement jusqu'à un âge avancé bien que certaines puissent atteindre 60 ou même 70 ans.

« Lorsque le rhumatisme a atteint sa phase chronique, il y a rarement de la fièvre ; quelquefois, elle est absente. Au début, la température peut monter jusqu'à 39°8 ou 40°. Le patient qui se trouve dans cet état devrait alors ne prendre que de l'eau tiède jusqu'à ce que la douleur et le gonflement aient disparu.

### Soins naturels

« Il y a lieu de réexaminer le régime alimentaire. Il est impossible de souffrir de rhumatisme chronique si l'alimentation est correcte et si les autres facteurs naturels de santé sont respectés (exercice physique bien adapté, air pur, eau pure, repos en suffisance, équilibre des rythmes psycho-organiques, bonne qualité de l'habitat...).

« Il n'existe pas deux cas réclamant exactement les mêmes soins. Chaque individu pose un problème particulier.

« Il est indispensable de libérer les intestins (avec un lavement s'il y a lieu). Les habitudes incorrectes doivent être abandonnées : suppression du café, du thé, des boissons alcoolisées, du tabac.

« Prendre un fruit au petit déjeuner (raisin, pomme...). Jusqu'à ce que le rhumatisme ait complètement disparu, consommer des fruits frais (à l'exception de certains agrumes tels que les oranges) suivant la tolérance habituelle. Il est préférable de ne pas prendre plus d'une fois par jour d'aliments amylacés (pain, pomme de terre, haricots, etc.) ; de la viande deux ou trois fois par semaine si l'on y tient ; un ou deux œufs chaque jour, cuits mollets ou incorporés ; les salades et crudités sont indispensables.

« Il va sans dire que la ration alimentaire doit être très mesurée ; il faut éviter soigneusement la suralimentation. »

Localement, **compresses d'eau chaude** et **cataplasmes d'argile.**

Une ou deux fois par semaine, un **bain** bien chaud ou, une fois par semaine, une séance de **sauna.**

Régulièrement, **bain de soleil**, ou à défaut de soleil, **bain d'air.**

**Mobilisation progressive de l'articulation,** s'il n'y a pas douleur ou gêne excessive. Patience et confiance !

*Nota important :* bien se pénétrer des chapitres sur les soins dans les maladies aiguës et chroniques. Quand surviennent les crises de désintoxication, le patient est dans la voie de la guérison vraie, profonde, durable.

## Bursite

**Définition :** inflammation des bourses séreuses (c'est-à-dire des cavités tapissées de cellules qui sécrètent le liquide synovial, par exemple devant le genou ou au coude).

**Causes :** généralement, l'inflammation est due à un choc ou à un frottement prolongé (bursite des genoux chez les carreleurs ou les religieux, bursite des coudes des peintres qui travaillent en se retenant par les coudes). On note aussi que la bursite peut apparaître chez les alcooliques qui restent accoudés de longues heures sur le « zinc ».

**Soins naturels :** mise au repos de l'articulation. Enveloppement d'eau tiède ou froide, suivant la meilleure tolérance, ou cataplasme d'argile froide (2 par jour, à garder de 30 à 60 minutes). Voir aussi *Epicondylite.*

**Homéopathie :** Bryonia, Rhus toxicodendron.

## **Epicondylite** (ou Epicondylose, Tennis elbow, Tennis arm, Coude du joueur de tennis)

**Définition :** l'épicondylite, ou coude du joueur de tennis, est une inflammation de l'attache de certains muscles au niveau du coude. Ces muscles sont des extenseurs du poignet. Rattachés au coude et partant vers le poignet et les doigts pour lever la main contre l'avant-bras, ils peuvent être durement ou trop longuement mobilisés lors de travaux répétés : le menuisier en sciant ou rabotant, la ménagère en lavant ses casseroles, le joueur de tennis en tenant sa raquette (plus de 25 % des joueurs de tennis très actifs sont atteints, au moins une fois dans leur vie, par cette inflammation du coude).

**Symptômes :** douleur siégeant sur l'épicondyle. Inflammation locale.

**Causes :** surmenage de l'avant-bras ou léger traumatisme provoquant une irritation périostée de cette région.

Il s'agirait d'un processus dégénératif douloureux des attaches musculaires sur l'épicondyle. Ces douleurs lancinantes peuvent provenir d'une mauvaise position, chez le joueur de tennis, surtout lors des revers. Si l'on frappe bien un revers, le coude doit s'orienter vers le bas ; la balle est alors accélérée par la torsion du buste et la direction de la balle est donnée par la partie inférieure du bras. Si l'on prend mal un revers, les muscles du bras fournissent seuls l'effort et il en résulte une torsion de l'articulation.

Pour éviter l'épicondylite, il faut frapper la balle avec un mouvement coulant de tout le corps, en mettant le poids du corps en avant sur le pied. Tenir le manche de façon décontractée, sauf, bien sûr, au moment où l'on frappe la balle. Eviter le cordage épais. Donner la préférence aux balles à compression interne. Pas de raquette dure, mais plutôt flexible. Ne jouer qu'une fois le corps et l'articulation bien échauffés (porter des vêtements chauds jusqu'à ce stade). En cas de fragilité du coude, jouer le revers des deux mains.

**Traitement médical :** par médicaments supprimant la douleur, notamment.

**Soins naturels :** en premier lieu, repos total du bras. Massages très légers, non douloureux. Chaque jour, ponçage très doux des points de Knap de l'omoplate, du bras et de la main du côté de la douleur (voir § 19).

Chaque jour, enveloppement du coude avec un cataplasme d'argile ou, à défaut, de pomme de terre ou de carotte râpée. Y ajouter si possible quelques gouttes de la formule du professeur Lautié : *Air léger de Saint-Barnabé* (durée : 1 heure).

Alimentation très légère pendant plusieurs jours : légumes et fruits. Reprendre progressivement suivant un programme d'alimentation saine composé de produits orthobiologiques (voir § 15).

Réentraînement très prudent et progressif, lorsque les douleurs ont totalement disparu lors de la mobilisation du coude. Ne plus malmener cette articulation qui, longtemps, restera fragile et sensibilisée à l'effort.

**Homéopathie :** Bryonia, Kali bichromicum, Rhus toxicodendron, Arnica 5 CH.

## Fièvres et douleurs « de croissance »

Ces termes englobent toute une série de situations pathologiques telles que : l'ostéomyélite, les inflammations générales ou localisées du système osseux (y compris la colonne vertébrale), ou des réactions articulaires diverses, avec fièvre de 38°-39° se prolongeant plusieurs jours.

**Traitement classique :** on considère que ces manifestations n'exigent que le repos au lit, l'application de compresses humides chaudes et alcoolisées ou laudanisées sur les régions douloureuses et l'utilisation modérée des antibiotiques si la fièvre paraît le nécessiter. En général, au bout de quelques jours, tout rentre dans l'ordre et l'enfant se relève ayant grandi notablement par suite de l'accroissement en longueur des zones intéressées.

**Soins naturels** : repos au lit dans une atmosphère calme et favorable. Si le patient s'y sent bien, bain chaud à 39 ou 40°, d'une durée de 15 ou 30 minutes (avec adjonction de chlorure de magnésium : une cuillerée à soupe ; d'algues micronisées : une cuillerée à soupe ; éventuellement aussi d'essences végétales de thym et de romarin et de lavande : quelques gouttes. Pendant quelques jours, il y aura fatigue et perte de l'appétit ; le jeûne ou l'alimentation purement crue, très légère, seront alors indiqués. L'alimentation sera reprise progressivement, suivant la formule 60/20/20, avec l'adjonction de compléments alimentaires naturels de reminéralisation (voir *Tarsalgie des adolescents*). Ne pas oublier le bain de soleil ; le remplacer par le bain d'air en période non ensoleillée.

Les **massages** très doux sont conseillés (1 ou 2 quotidiennement).

## Goutte

**Définition** : troubles du métabolisme des nucléoprotéines aboutissant à un excès d'acide urique dans les articulations (crise de goutte).

On distingue : la goutte aiguë (avec crise articulaire) et la goutte chronique (avec coliques néphrétiques au niveau des reins, tophus de la peau, etc.).

**Causes** : la cause déclenchante peut être un agent thérapeutique tel que la pénicilline, un diurétique, un sulfamide, mais les causes profondes sont nutritionnelles : alimentation trop riche en viande, par exemple, avec sédentarité excessive, etc. Ces causes sont détaillées au § 4.

**Soins naturels** : voir *Arthrite* et *Arthrose* (suivant la forme aiguë ou chronique).

**Homéopathie** : Lycopodium.

## Lumbago

C'est en fait le « mal de dos ». Les causes en ont été exposées dans la première partie de cet ouvrage, au § 7 (*Arthrose, mal au dos et colonne vertébrale*), ainsi qu'à la rubrique *Arthrose*, dans le présent *Index thérapeutique.*

**Prévention :** prendre les précautions qui éviteront les tensions musculaires anormales et trop violentes, en position debout, assise, etc., de même que lors de certains travaux physiques (jardinage, port de charges...). Etre conscient des risques présentés par l'excès de conduite automobile, de travail sur un tracteur, etc.

Garder l'habitude de la détente dans le travail. Apprendre et pratiquer la Relaxation ou l'Eutonie. Poncer les **points de Knap** dès que la douleur apparaît. Savoir que la tension nerveuse est fréquemment impliquée dans la tension ou le spasme musculaire.

La pratique quotidienne de l'**orthothérapie** est d'une utilité incontestable.

**Soins naturels :** dès l'apparition d'un mal de dos, le considérer avec sérieux. Par soi-même :

— Poncer les *points de Knap* douloureux ou pratiquer un chiromassage vibratoire au niveau de la colonne lombaire et sacrée.

— Pratiquer immédiatement, en les répétant une vingtaine de fois chacun, les 6 exercices d'*orthothérapie,* si les douleurs le permettent.

— Se coucher dans la position la moins inconfortable et appliquer dès que possible des compresses froides sur les endroits spasmés ou douloureux.

— Recourir au praticien : ostéopathe, chiropractor.

— Tout en gardant un repos allongé jusqu'à ce que la marche redevienne aisée.

— Prendre une alimentation très légère, ou jeûner totalement de 1 à 3 jours.

**Homéopathie :** Colocynthis, Ferrum metallicum, Natrum muriaticum, Natrum sulfuricum, Rhus toxicodendron.

**Ne jamais prendre à la légère un lumbago.** Celui-ci peut disparaître spontanément, mais il indique que « quelque chose ne va pas » dans le mode d'alimentation, de vie et de travail. Les causes des troubles doivent donc être recherchées et rectifiées. Les origines psychologiques en sont apparentes dans de nombreux cas (voir *Données psychosomatiques dans l'arthrite et le rhumatisme,* § *10).*

## Oignon

**Définition et causes :** l'arthrose du gros orteil est appelée oignon (*hallux valgus*). Cette déformation douloureuse du gros orteil, avec formation d'une excroissance vers le côté interne, est d'origine rhumatismale.

Certaines fractures d'une des articulations du gros orteil peuvent évoluer en arthrose et provoquer une déformation en oignon.

Etant donné que ce trouble se produit presque exclusivement chez les femmes, il y a peut-être une prédisposition du pied à laquelle s'ajoutent les contraintes de certaines chaussures trop étroites.

**Soins naturels :** comme pour l'*arthrite* et l'*arthrose*, sur un plan général (voir ces mots).

Localement, effleurages. Ponçage léger des points de Knap du pied. Bains chauds du pied affecté, 1 ou 2 fois par jour, durée de 15 à 30 minutes. Y ajouter 2 ou 3 grammes de chlorure de magnésium et, si possible, une cuillerée à café d'algues micronisées. La formule du professeur R. Lautié, « *Pédiluve des sportifs* », peut être très utile pour réduire les douleurs.

**Homéopathie :** Kali bichromicum, Mercurius solubilis.

## **Ostéo-arthrite tuberculeuse** (ou tumeur blanche)

Cette affection ne se confond guère avec les autres arthrites aiguës. Certaines d'entre elles prennent parfois la forme d'un véritable rhumatisme tuberculeux.

**Symptômes :** en général, les signes de début sont plutôt fonctionnels : douleurs, gêne aux mouvements, contractures musculaires cédant au repos mais reprenant à la fatigue.

Ensuite, on remarque une aggravation de tous les signes fonctionnels, la prise d'attitudes vicieuses et l'apparition de signes locaux : empâtement, tuméfaction globuleuse à peau blafarde (tumeur blanche), atrophie musculaire, adénopathies, douleurs provoquées à la palpation épiphysaire.

Plus tardivement, apparaissent des abcès froids d'origine osseuse ou synoviale intra ou extra-articulaires, pouvant s'ouvrir à l'extérieur, parfois très loin de l'origine et être cause de surinfection banale et de luxations pathologiques.

**Traitements médicaux :** ils sont nombreux et comprennent des rayons U.-V., la calcithérapie, la vitaminothérapie D, les antibiotiques, etc. Ces traitements sont souvent complétés par une cure héliomarine (Berck, Roscoff...) si l'atteinte ostéo-articulaire ne s'accompagne pas de lésions pulmonaires.

**Soins d'hygiène naturelle :** nous avons, pour notre part, eu à conseiller un homme atteint d'une tumeur blanche depuis une dizaine d'années. Il boitait et aucune amélioration n'était apparue. Après quelques semaines de jeûne puis une période d'alimentation crue, le genou s'ouvrit spontanément en un point et laissa s'écouler au dehors une masse purulente blanche. Le patient fit alors des applications d'argile (2). Après quelques semaines, le genou était désenflé. La mobilisation de l'articulation intervint progressivement, puis la marche. Compte tenu d'un régime alimentaire très sain et d'une vie équilibrée, avec exercice physique, grand air et bains de soleil, le patient reprit une vie personnelle et professionnelle, sans rechute ni complications.

## Ostéoporose

Ce trouble est fréquemment associé aux états arthritiques et rhumatismaux. C'est pourquoi nous y consacrons ici une étude.

(2) Voir *L'Argile pour votre santé* (du même auteur, chez le même éditeur).

**Définition :** déminéralisation, décalcification de l'os, qui devient localement poreux, léger, translucide aux rayons X (voir § 9, *Ostéoporose et déminéralisation*).

**Causes :** sur un terrain qui peut y être prédisposé, se développe une insuffisance de minéralisation générale et osseuse ; ou encore, chez un sujet normal, apparaît et s'intensifie une déminéralisation souvent progressive.

Des inflammations et des douleurs peuvent alors apparaître, quel que soit l'âge, et l'on parlera, par exemple, de douleurs de croissance chez le jeune ! Le mode de vie et d'alimentation est alors en cause.

**Soins naturels :** dans tous les cas, l'essentiel est de rééquilibrer le terrain (autant que possible) et de veiller à une minéralisation normale grâce à une alimentation saine et bien équilibrée (régime 60/20/20, par exemple), en évitant les combinaisons alimentaires défavorables (par exemple, le mélange de fruits acides et de glucides au même repas, ou encore l'excès de jus de fruits, ou les boissons du type Coca-Cola (voir § 15).

Pour le détail de cette alimentation dite de reminéralisation, se reporter à notre ouvrage *Votre santé par la diététique et l'alimentation saine* (même éditeur).

Par ailleurs, l'exercice physique au grand air, le bain d'air et le bain de soleil sont indispensables.

Voir aussi le § 13 : *Soins d'hygiène vitale dans les troubles chroniques.*

**Homéopathie :** Calcarea en remède de fond + Silicea.

## Polyarthrite infantile

Voir *Polyarthrite rhumatoïde.*

## Polyarthrite rhumatoïde

Affection considérée comme redoutable en médecine classique. Peut apparaître de l'enfance au grand âge. Elle apparaît 8 fois sur 10 chez la femme, mais la grossesse paraît en suspendre l'évolution.

**Symptômes :**

— *Précurseurs :* douleurs, gonflement en fuseau, raideur et engourdissement (souvent matinal) des articulations des doigts, parfois des poignets, chevilles et pieds.

— *Période d'état :* évolution par poussées, avec extension des arthrites aux mains, poignets, hanches, genoux, pieds, avec nodosités, fonte musculaire, atteinte de l'état général.

Chez l'enfant, on peut citer des formes à pronostic sévère ou fatal (en médecine classique) :

— la maladie de Still, polyarthrite avec adénopathies, rate hypertrophiée ;

— la polyarthrite déformante, etc.

**Soins naturels :** le patient devra faire preuve de discipline, d'autocontrôle et de persévérance. Le facteur psychologique interviendra au même titre que l'étude du climat et de l'habitat, avec air ionisé négativement, recherche du réseau Hartmann, phytothérapie, alimentation très saine, exercice physique doux au grand air et au soleil, phyto- et aromathérapie individualisées. Les climats froids et humides, l'alcool, le tabac, le café, les boissons du type Coca-Cola, la viande seront totalement proscrits.

Se reporter aux détails donnés à la rubrique *Arthrite* et lire attentivement toute la première partie de cet ouvrage.

Ici, plus que dans les autres affections, répétons : Confiance !

**Homéopathie :** Bryonia, Kali bichromicum, Rhus toxicodendron.

## Rhumatisme articulaire aigu (R.A.A.) (ou maladie de Bouillaud)

Plusieurs articulations sont en général affectées et les analyses de laboratoire peuvent faire découvrir des signes d'infection.

Classiquement, cette affection est considérée comme due à un virus filtrant ; certains auteurs la rapportent à un streptocoque neurolytique du groupe A. Elle se comporte comme une maladie infectieuse générale dont les localisations articulaires ne seraient qu'une des manifestations. Faut-il pour autant en imputer la responsabilité à un microbe ? Pour ce qui concerne la médecine naturelle, le terrain préexiste à la multiplication des germes. C'est le terrain qu'il faut soigner et modifier.

**Symptômes principaux :** une angine rouge fait son apparition, puis surviennent des inflammations et congestions affectant des structures articulaires. Les douleurs sont très vives.

La fièvre est d'intensité variable et elle s'accompagne de transpiration et parfois d'anémie et d'albuminurie. Certaines localisations viscérales sont également observées : rhumatisme cardiaque, pleuro-pulmonaire ou cérébral.

**Evolution :** le R.A.A. disparaît généralement sans laisser de séquelles apparentes. Par contre, des lésions cardiaques peuvent être plus durables et même définitives si les soins ont été incorrects.

Si des localisations cérébrales surviennent, elles sont considérées comme mortelles dans plus de la moitié des cas, avec les traitements classiques.

**Soins d'hygiène naturelle :** dès le début des troubles, jeûne total tant que durent la fièvre et l'inflammation, puis reprise alimentaire progressive. Longtemps, il y a lieu de réduire fortement les aliments protidiques avec même suppression temporaire ou définitive de la viande et des légumineuses. Régime à prédominance crue.

La fièvre et l'inflammation sont, parmi d'autres, des moyens naturels de guérison ; il y a lieu de les favoriser avec des compresses chaudes additionnées de quelques essences végétales, notamment de thym.

Même si l'on observe arythmie cardiaque ou « souffle au cœur », les soins naturels permettent le plus souvent une remise en ordre générale.

Si une angine y est associée : gargarismes et bains de bouche, plusieurs fois par jour, avec de l'eau bouillie additionnée de quelques gouttes d'essences végétales telles que badiane, thym, anis, cannelle, girofle, menthe...

Infusions de reine-des-prés et décoction de baies de genévrier.

L'argile peut intervenir de la manière suivante : cataplasmes d'argile sur les régions douloureuses et enflammées. Ajouter à l'argile de 10 à 20 gouttes d'essence de thym ou d'hysope.

Pendant les premiers jours, on peut prendre un bain quotidien à température progressive (jusqu'à environ 41-42° s'il n'y a pas contre-indication médicale) ; y ajouter 1 ou 2 cuillerées à soupe d'argile et une vingtaine de gouttes d'essences végétales comme ci-dessus. Les algues micronisées sont un facteur vitalisant à ne pas sous-estimer. Durée du bain : 15 à 30 minutes.

On peut aussi appliquer localement des cataplasmes d'argile chaude avec de l'ail pilé ou des essences comme ci-dessus. Garder 1 heure. Il est possible que des phlyctènes (poches d'exsudats) apparaissent ; cesser alors les cataplasmes pendant 1 ou 2 jours.

Lorsque les crises de désintoxication s'accentuent, les processus de rétablissement sont plus rapides. Supporter la douleur et l'inconfort avec confiance et patience. La guérison sera exempte de complications ou de séquelles.

**Voici maintenant des données complémentaires extraites de l'œuvre du docteur Tilden.**

Le rhumatisme aigu est la conséquence de séjours prolongés à l'air froid ou dans l'eau froide. Les candidats à cette forme de rhumatisme font souvent une fermentation acide dans l'estomac ; ils consomment des aliments pauvres en éléments protecteurs, avec des réactions digestives acides. Leur mode de vie est incorrect.

Une forme en est le *lumbago* ; le patient raidit souvent ses muscles de façon à empêcher tout mouvement dans la zone sensible et, à la fin de la journée, les muscles ainsi contractés se fatiguent à un point tel qu'ils deviennent à leur tour sensibles et douloureux, de sorte que le lumbago associé à la fatigue musculaire fait croire à une maladie qui s'étend sur une large zone. Le repos et la détente sont alors indispensables.

Si des douleurs apparaissent au cou (par exemple avec torticolis), les indications générales restent semblables.

**Traitement naturel**

Du repos d'abord. Si le patient souffre fort, il doit s'aliter afin de mieux se détendre. Puis, il prend un bain chaud, l'eau étant à la température aussi élevée qu'il peut la supporter ; ce bain dure jusqu'à ce que les douleurs soient soulagées, dans la limite d'une heure. Ensuite, repos avec des couvertures légères.

Il est bon d'éviter la stase intestinale ; éventuellement, des lavements seront nécessaires. Le patient pourra prendre autant d'eau qu'il le souhaitera, pendant plusieurs jours (2 ou 3 litres dans la journée). Il s'agira d'eau peu minéralisée (Mont-Roucous, Volvic, Katell-Roc) (note A.P.).

Aucune nourriture tant que la douleur persiste. Alors seulement, l'alimentation sera reprise progressivement en supprimant la viande, sauf 3 fois par semaine si l'on y tient. Les fruits (à l'exception des oranges) seront pris au cours de 2 repas par jour, le matin et le midi. Au repas de midi, on pourra ajouter du fromage blanc. Le repas du soir consistera en légumes cuits, peu féculents, et en salade avec un peu de viande 3 fois par semaine si elle est désirée. S'il n'y a pas de viande, on pourra prendre un peu de fromage ou un œuf mollet ou incorporé dans un plat léger (docteur J.-H. Tilden). Voir les paragraphes 15 et suivants.

On se reportera au paragraphe 12 sur les mesures à prendre dans les troubles aigus.

**Homéopathie :** Bryonia, Ferrum phosphoricum, Phytolacca, Rhus toxicodendron.

**Phytothérapie :** infusions de bourgeons ou d'écorce de bouleau, de bourrache, de sommités fleuries de bruyère, de cônes de houblon, de lavande, de pensées sauvages, d'écorce de saule, de feuilles et fleurs de sureau, de tanaisie, d'aubier de tilleul, de racine de valériane, de reine-des-prés. Infusions ou décoctions d'harpagophytum.

**Aromathérapie :** 3 fois par jour, sur un morceau de sucre roux, prendre 4 gouttes d'essence de pin ou d'origan. Sur les régions douloureuses (articulations ou muscles), faire des frictions fréquentes à l'huile d'amande douce, d'olive ou d'arachide avec 5 % de camphre (à éviter pour les enfants) et 5 % du mélange essence de camomille, thym et romarin.

## Sciatique

**Définition :** trouble caractérisé par des douleurs irradiées le long du trajet du nerf sciatique.

**Symptômes :** leur trajet varie suivant le type de sciatique :
— soit à partir de la première vertèbre sacrée ;
— soit sans lombalgie, mais avec atteinte diffuse à la jambe et à tout le pied.

Certaines formes sont accompagnées d'une paralysie motrice plus ou moins étendue.

**Causes :** attitudes corporelles vicieuses ; chocs ; traumatisme vertébral lors d'un lever incorrect de poids, après trajet en voiture ou sur un tracteur, etc.

Une anomalie (déplacement vertébral, hernie ou pincement disco-vertébral, par exemple) peut ne pas se réduire spontanément.

Certaines formes sont dues à une inflammation ou à une dégénérescence des structures de la vertèbre ou du disque intervertébral (mal de Pott, tuberculose osseuse, inflammation non tuberculeuse, etc.).

**Soins naturels :** repos total, compresses chaudes ou froides suivant la préférence du patient, jeûne hydrique total, si possible.

Intervention indispensable de l'ostéopathe ou du chiropractor (qui tiendra compte de l'existence éventuelle d'une lésion inflammatoire interdisant les manipulations). Voir aussi *Arthrose.*

**Homéopathie :** Bryonia, Colocynthis, Rhus toxicodendron.

**Phyto-aromathérapie :** infusions d'armoise + centaurée. Compresses de feuilles fraîches de lierre. Trois fois par jour, sur un morceau de sucre roux, prendre 4 gouttes d'essence de pin.

**Hydrothérapie :** bains tièdes (suivant convenance et contre-indications éventuelles) locaux ou généraux. Y ajouter, chaque fois, 1 cuillerée à soupe de chlorure de magnésium, 1 cuillerée à soupe de la formule du professeur R. Lautié « *Bain délassant* », ou 1 cuillerée à soupe d'algues marines micro-éclatées.

## Spondylarthrite ankylosante

Arthrite affectant la colonne vertébrale. D'abord aiguë, puis chronique, si les traitements et le mode de vie sont incorrects.

Voir *Arthrite* et *Arthrose*.

## Spondylodiscite

(Appelée aussi : ostéomyélite bénigne de la colonne vertébrale, spondylarthrite, ostéite aiguë de la colonne, spondylite non spécifique, discite, infection du disque intervertébral, pincement du disque intervertébral, lésion destructrice du disque intervertébral.)

**Définition :** inflammation d'un disque intervertébral. Assez fréquente chez l'enfant.

**Symptômes :** atypiques. Le diagnostic en est parfois méconnu ou tardivement posé. Cette affection intervient essentiellement au niveau d'un disque vertébral de manière isolée. Il peut en résulter des douleurs abdominales, que l'on rapportera à d'autres causes.

Etat légèrement fébrile n'excédant généralement pas 39°. Irritabilité, troubles digestifs, douleurs plus ou moins vagues, mal localisées (à la marche ou en position assise) : la position couchée améliore spontanément les symptômes.

Chez l'enfant plus grand, l'affection débute généralement par des douleurs abdominales irradiant vers l'ombilic ou la symphyse pubienne ou faisant suspecter une appendicite. Il faut être attentif aux douleurs dorso-lombaires.

Des signes pseudo-méningés ont été observés conduisant erronément à la ponction lombaire ou même à une myélographie.

Si le praticien ne pense pas à examiner soigneusement le dos de l'enfant, le diagnostic de spondylodiscite est difficile ou impossible. La rigidité anormale de la colonne vertébrale peut être trouvée dans la région en cause ainsi qu'une fixation en lordose ou en scoliose, des contractures de la musculature paravertébrale, des apophyses épineuses douloureuses à la pression et à la percussion.

La vitesse de sédimention est caractéristique. Elle dépasse souvent 40 mn/heure.

La radiographie du rachis met en évidence l'atteinte discale mais, au stade initial, les altérations sont très discrètes ou absentes. Par la suite, apparaît un pincement discal accompagné parfois d'irrégularité et d'érosions des plateaux vertébraux adjacents.

**Causes :** des auteurs considèrent qu'il s'agit d'une réaction inflammatoire secondaire à des agents infectieux variés, virus ou bactéries, de relativement faible importance et éventuellement éliminés par des mécanismes de défense immunologique de l'organisme. Le staphylocoque doré a été le plus souvent incriminé. Toutefois, certains auteurs ont confondu l'ostéomyélite vertébrale et la discite.

On a aussi incriminé le bacille de Hansen, l'échinocoque, le méningocoque, la gomme syphilitique (!).

Contrairement à l'adulte, chez qui le disque intervertébral n'est pas vascularisé, le disque infantile est vascularisé à partir de vaisseaux sanguins provenant des corps vertébraux adjacents. Une atteinte primitivement discale par dissémination dans le sang est donc théoriquement possible, surtout chez les jeunes enfants. En revanche, la restauration de l'espace discal peut être complète, après rétablissement.

Les altérations observées au niveau des plateaux vertébraux reflètent plutôt des phénomènes de pression et d'herniation du disque, sans impliquer que le processus infectieux ait débuté dans la vertèbre elle-même (docteurs Markwalder, Godard, Burkhalter, Dutoit).

Tous les disques peuvent être atteints, depuis C.5-C.6 jusqu'à L.5-S.1, mais la localisation la plus fréquente est à la colonne lombaire.

Age le plus fréquent : de 2 à 6 ans, mais elle peut survenir chez d'autres enfants d'un sexe ou de l'autre.

**Traitement médical :** le plus souvent, immobilisation stricte au lit, éventuellement avec l'appoint d'une coque plâtrée. Certains utilisent aussi l'antibiothérapie, mais ce traitement est controversé.

**Soins naturels :** ils consistent en une vitalisation générale. Les symptômes locaux ne sont qu'une manifestation d'une carence nutritionnelle. Il y a donc lieu d'allouer à l'enfant une alimentation correctement dosée (60/20/20) et une nourriture d'origine biologique. On insistera sur l'importance des protides de première catégorie (œuf, fromage, et éventuellement viande ou poisson, pour les non-végétariens).

Large ration d'aliments crus. Compléments alimentaires : chlorure de magnésium pour favoriser l'assimilation du calcium ; blé germé, huile de pépins de courge ; pollen. Bains de soleil pour stimuler la reminéralisation. Jeux au grand air.

Rééducation cardio-pulmonaire indispensable, avec *Respirator* et utilisation du *coussin Spina* : 2 séances chaque jour de relaxation sur ce coussin, d'une durée chacune de 1 à 2 heures.

L'intervention d'un ostéopathe ou d'un chiropraticien très compétent est souvent nécessaire.

Le patient est généralement à tendance rachitique et catarrhale (voir *Traitements naturels des affections respiratoires*, même auteur, même éditeur).

## Tarsalgie des adolescents

Ce trouble est généralement observé vers l'âge de 14 ou 15 ans, à l'époque de la croissance, surtout chez les garçons.

**Signes :** effrondrement de la voûte plantaire aboutissant à des déformations osseuses progressives : hypertrophie et abaissement de l'astragale et du scaphoïde, rotation en dehors du calcanéum.

**Symptômes :** le patient ressent des douleurs lancinantes dans les périodes de fatigue. Les pieds dévient vers l'extérieur et se déforment. Ultérieurement, des contractures musculaires apparaissent.

Petit à petit, les positions vicieuses deviennent difficiles à réduire et l'on aboutit au pied plat invétéré avec ankylose ostéofibreuse « définitive », suivant l'expression utilisée en médecine classique.

**Soins naturels :** le recours à un ostéopathe très compétent s'impose dès que possible. Indépendamment du travail de ce praticien, l'alimentation doit être examinée avec le plus grand soin. La formule 60/20/20 peut être appliquée sans difficulté à l'adolescent. On supprimera totalement certaines des boissons vantées par la publicité (Coca-Cola et apparentées). Seule boisson : de l'eau. Suppression également de l'alcool, du tabac, des drogues, des médicaments additifs.

Le poids se normalisera, ce qui est important chez les jeunes obèses dont les pieds sont soumis à une surcharge considérable. Le jeune évitera les longues marches et la station debout prolongée. La rééducation physique sera douce et progressive.

L'hydrothérapie du type Kneipp est utile. Après chaque application, le jeune patient doit être bien réchauffé. Il doit, d'une manière générale, éviter d'avoir les pieds froids. Si nécessaire, les bains de pieds et de jambes peuvent être réalisés chaque jour, dans la journée ou le soir avant le coucher. On peut ajouter au bain des algues micronisées et éventuellement la formule du professeur Lautié, « *Pédiluve des sportifs* ».

Le massage et la réflexothérapie des pieds sont bienfaisants.

La nutrition générale doit être stimulée par la respiration, les exercices au *Respirator* de Plent, le bain de soleil et le bain d'air.

Les compléments alimentaires naturels seront principalement : le chlorure de magnésium à petites doses, chaque matin dans l'eau additionnée de jus de fruits ; les graines germées (blé, luzerne, fenugrec...) ; le pollen ; l'huile de pépins de courge (§ 15).

Voir aussi *Fièvres et douleurs de croissance.*

## Tendinite

**Définition :** la tendinite est l'inflammation d'un ou plusieurs tendons. Elle peut s'accompagner d'une ténosynovite, inflammation des gaines synoviales, situées autour des tendons et permettant le déplacement de ceux-ci.

**Causes :** certaines tendinites sont rhumatismales et peuvent accompagner d'autres troubles rhumatismaux. Il peut y avoir aussi inflammation ou surcharge de travail, par exemple dans la tendinite achilléenne : le tendon d'Achille est enflammé chez les marcheurs, les sportifs... De nombreux praticiens du jogging peuvent souffrir de cette affection, notamment lorsqu'ils courent sans échauffement préalable sur des terrains trop durs (par exemple le macadam) et bosselés. La tendinite du tendon d'Achille apparaît plus fréquemment chez un sportif bréviligne hypermusclé que chez un longiligne peu musclé. Certains sujets spasmophiles peuvent être visés. Certaines anomalies du squelette du pied favorisent les tendinites, de même que des troubles du bassin et des membres inférieurs ou encore des entorses, fractures, « claquages » et traumatismes antérieurs.

L'endroit douloureux est tuméfié, chaud et parfois rouge. La palpation déclenche la douleur.

**Soins naturels :** mise au repos de la région douloureuse et enflammée. Enveloppements d'eau froide ou tiède, suivant la convenance. Cataplasmes d'argile.

Effleurages légers de la région en cause.

Les points de Knap peuvent être poncés légèrement dans cette région (voir aussi *Epicondylite*). L'ostéopathie peut être précieuse.

Marcher ou courir avec des chaussures souples, de grosses chaussettes de laine, sur un terrain « tendre » du genre pelouse.

Alimentation très légère, peu carnée, hypotoxique. Rappelons la nécessité d'un échauffement préalable des régions qui fourniront l'effort avec intensité.

**Homéopathie :** Bryonia, Rhus toxicodendron.

## Torticolis

**Définition :** douleur aiguë de la nuque avec impossibilité de mobiliser la tête dans un sens. Généralement, c'est au réveil que la nuque est raide et douloureuse.

**Origine :** généralement, il s'est produit une anomalie au niveau du rachis (cervical notamment). Il existe aussi un torticolis d'origine musculaire.

**Soins naturels :** voir un ostéopathe ou un chiropractor. Certaines attitudes vicieuses peuvent être également en cause et il faudra les rectifier. A titre préventif, les exercices d'orthothérapie sont très recommandables, de même que l'acupressure et spécialement la technique des points de Knap.

Pour réduire la tension musculaire et les douleurs locales, appliquer 3 ou 4 fois par jour, autour du cou, un cataplasme d'argile et/ou de pomme de terre râpée, et/ou de carotte râpée ; ce cataplasme peut être froid, tiède ou chaud, suivant la meilleure convenance du patient. Toutefois si, après 5 minutes, le cataplasme froid n'est pas réchauffé par la peau, l'enlever et appliquer des compresses chaudes.

Formule du professeur R. Lautié : à parties égales, hacher origan, romarin et thym ; chauffer à sec et mettre dans une gaze, à appliquer chaude autour du cou.

Dans tous les cas, le choix judicieux d'un oreiller bien adapté s'impose. Celui-ci doit être (sauf malformation ou déformation du rachis) haut de quelques centimètres et comporter un bourrelet doux sur lequel vient s'appuyer la nuque (voir un ostéopathe, un chiropractor ou un conseiller de vie saine pour cette individualisation).

**Homéopathie :** Colocynthis.

*« Celui qui a pénétré*
*le sens de la vie*
*ne se donne plus de peine*
*pour ce qui ne contribue pas*
*à la vie. »*

Tchouang Tzeu

CONCLUSION

## Pour vous, la vraie santé !

C'est un message d'espoir, ami lecteur, que j'ai voulu lancer. Ayant moi-même été rhumatisant et ulcéreux, j'ai pu mesurer la vraie valeur d'une aide positive. Je souhaite de tout cœur que nombreux soient les malades qui pourront, grâce à ce livre, sortir du cercle vicieux dans lequel les ont entraînés des médecines mal adaptées, dont l'orientation s'est révélée erronée.

**Faites confiance** à la nature, **à votre nature médicatrice**. Rejetez les drogues et palliatifs. Retrouvez votre liberté d'esprit et **recherchez les causes** de vos troubles. Vous pouvez **tout** pour retrouver la santé, la vigueur, la joie de vivre ; **il ne tient qu'à vous** d'y parvenir.

Vous avez été tant de fois berné et déçu ! Cette fois, vous êtes dans le bon chemin ; lucidité, patience et bonne volonté vous conduiront au but, vous aussi.

Vous comprendrez mieux, dès lors, pourquoi nous luttons depuis des décennies pour une rénovation de la médecine, et sans aucun doute vous associerez-vous à l'action menée en faveur de l'Homme et de la Vie.

Peut-être même deviendrez-vous, à votre tour, un de ces conseillers de vie saine dont notre monde, fatigué et désemparé, a tant besoin, car vous ne pourrez plus garder pour vous seul ce message de santé.

André Passebecq, M.D., N.D., D.Ps.
Président de Vie et Action.
Chargé d'enseignement de naturothérapie
à la faculté de médecine Paris-XIII.

## Bibliographie

Rémi Alexandre : *Votre lit est-il à la bonne place ?* (Éditions Ka).
Martin de Beauce : *Rajeunir selon Knap — Planches des points de Knap* (Éditions Vie et Action, Vence).
Marcel Bernadet : *La Phyto-aromathérapie pratique* (Éditions Dangles).
Dr Claude Binet : *L'Homéopathie pratique et Thérapeutique homéopathique* (Éditions Dangles).
Dr Paul Carton : *L'Art médical* et *La Tuberculose par arthritisme* (Éditions Le François).
Gérard Edde : *Manuel pratique de digitopuncture* (Éditions Dangles).
Dr Gillard : *Aquathérapie et aquapuncture* (Éditions Présence).
Professeur Raymond Lautié : *Parmi les plantes bienfaisantes — Parmi les essences végétales bienfaisantes* (C.E.V.I.C.) — *Magnésiothérapie — Vieillir jeune — Le Sang et ses maladies — Ta maison fait ton cancer ou ta santé* (Éditions Vie et Action).
Désiré Mérien : *Les Clefs de la nutrition* (Éditions Dangles).
Dr André Passebecq : *Votre santé par la diététique et l'alimentation saine — L'Argile pour votre santé* (Éditions Dangles).
Dr J.-E. Ruffier : *Gymnastique quotidienne* (Éditions Dangles).
Dr A. de Sambucy: *Nouvelle médecine vertébrale* (Éditions Dangles).
Alain Saury : *Régénération par le jeûne* (Éditions Dangles).

# Lexique alphabétique

(Les chiffres reportent aux pages de cet ouvrage)

# Table des matières

Deuxième partie :
## LES THÉRAPEUTIQUES NATURELLES

Troisième partie :

## INDEX THÉRAPEUTIQUE

La composition et l'impression de cet ouvrage
ont été réalisées par CLERC S.A.
18200 SAINT-AMAND - Tél. : (02) 48-61-71-71
pour le compte des ÉDITIONS DANGLES
18, rue Lavoisier - 45800 ST-JEAN-DE-BRAYE

Dépôt légal Éditeur n° 2091 - Imprimeur n° 6218

Achevé d'imprimer en Juin 1996

*Dans la même collection :*

**André PASSEBECQ :**

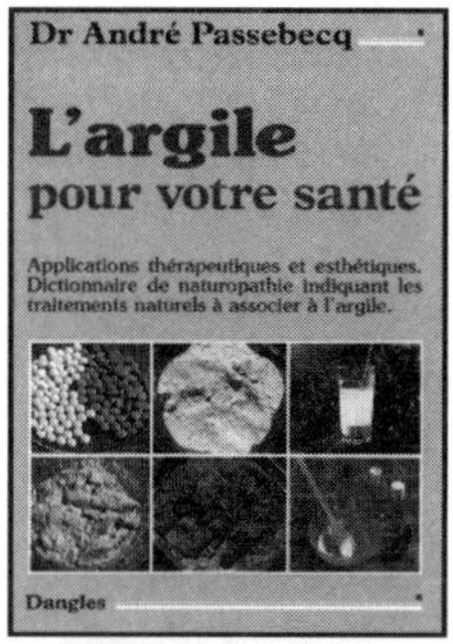


## L'ARGILE POUR VOTRE SANTÉ.

### Applications thérapeutiques et esthétiques. Dictionnaire de naturopathie indiquant les traitements naturels à associer à l'argile.

*Format 15 x 21 ; 136 pages ; illustré.*

Les vertus thérapeutiques de l'argile (tant en usage externe qu'interne) ne sont plus aujourd'hui à mettre en doute. Mais, vantée ou contestée, utilisée parfois sans connaissances suffisantes, il devenait nécessaire de faire enfin le point actualisé sur son intérêt et ses applications en hygiène et médecine naturelles, ainsi que dans le domaine de l'esthétique.

L'auteur, praticien de la naturopathie dont la renommée n'est plus à faire, a condensé dans ce guide la pratique de 30 années d'expériences concluantes en ce domaine. Il dénonce certaines assertions relatives à de prétendues propriétés « miraculeuses » de l'argile, mais met en relief son intérêt incontestable dans nombre de troubles organiques. En véritable praticien (et enseignant), il ne s'est pas borné à la simple description (par ailleurs très complète) des applications elles-mêmes. Dans un large esprit de synthèse, il a rappelé, pour près de **140 affections** parmi les plus courantes (classées alphabétiquement), les causes de base, les mesures d'hygiène alimentaire à adopter, les contre-indications éventuelles et surtout l'ensemble des traitements naturels complémentaires à associer à l'argile pour une parfaite efficacité : magnésiothérapie, aromathérapie, hydrothérapie, etc.

Ainsi construit, ce livre se présente sous la forme d'un véritable **dictionnaire de naturopathie,** pratique, clair et précis, vous permettant de résoudre très rapidement nombre de vos problèmes de santé. Gardez-le en permanence à votre portée ; il deviendra votre vade-mecum de naturopathie.

**EXTRAIT DE LA TABLE DES MATIÈRES :**

**Argile : vrai ou faux remède ?** – Les faits et les illusions.

**Propriétés et usages généraux** – Qu'est-ce que l'argile ? – Propriétés générales – Différentes sortes – Les argiles sont-elles radioactives ? – L'argile est-elle minéralisante ? – Argile blanche ou colorée ? – Argile ou talc ? – Préparation de l'argile.
**– Usage externe :** cataplasme (ou emplâtre), bain général, bain de bras et d'avant-bras, bain alternatif des jambes, masque de beauté.
**– Usage interne :** eaux et laits d'argile, injections, l'argile ne doit servir qu'une fois, dragées et comprimés d'argile.
**– La bollboue :** propriétés physico-chimiques, facteurs thérapeutiques, applications.

**Dictionnaire des applications de l'argile et des traitements naturels.**

**Annexes** – L'argile et la santé des animaux – Autres usages de l'argile : à la maison (désinfection d'objets malodorants, désodorisation du linge, nettoyage des mains et des pieds, désinfection de l'eau de boisson), au jardin.

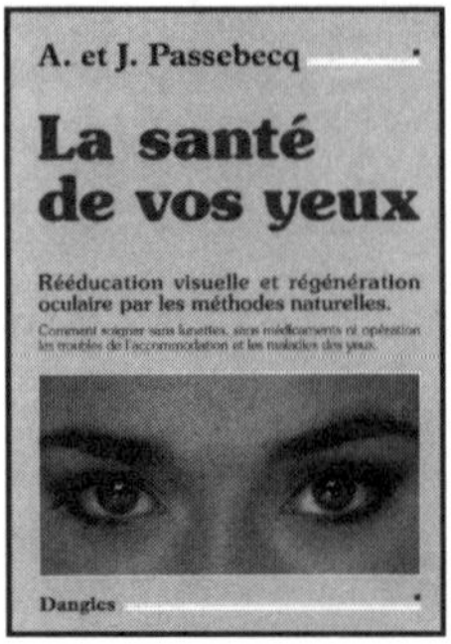


*Dans la même collection :*

**André et Jeanine PASSEBECQ :**

# LA SANTÉ DE VOS YEUX.

## Rééducation visuelle et régénération oculaire par les méthodes naturelles.

*Format 15 x 21 ; 176 pages ; illustré.*

Les troubles de la vue et les maladies des yeux sont de plus en plus fréquents et durables malgré l'importance croissante des moyens médicaux et chirurgicaux mis en œuvre. Ce livre s'adresse donc à tous ceux qui connaissent de tels problèmes ou souhaitent les éviter :
– **Troubles de l'accommodation :** astigmatisme, hypermétropie, myopie, presbytie, strabisme, etc. ;
– **Maladies des yeux :** conjonctivite, blépharite, cataracte, glaucome, iritis, rétinite, névrite optique, kératite, taches toxiques, atrophies du nerf optique, etc.

Les lunettes ne résolvent pas en profondeur le problème des troubles de l'accommodation qu'au contraire elles encouragent, conduisant ainsi à une aggravation progressive par accoutumance. La méthode de gymnastique des yeux ici présentée, dérivée des travaux du docteur Bates (U.S.A.) – dont les auteurs ont été les élèves directs – permet une rééducation oculaire efficace, aux effets profonds et durables.
Les maladies des yeux sont ici traitées par les méthodes naturelles : alimentation, régime hygiéniste, désintoxication, hygiène générale et mentale, gymnastique et exercices oculaires, etc., qui rendront d'immenses services dans la plupart des troubles affectant les organes de la vue, même dans des situations réputées incurables.
Les problèmes des accidents d'urgence (brûlures, coups, corps étrangers...), ceux de la santé des yeux de vos enfants et des personnes âgées sont également abordés d'une manière pratique.

La conception humaniste, large et synthétique de ce guide permet d'affirmer qu'il est actuellement sans équivalent en langue française. Trente années d'expérience y sont synthétisées.

**EXTRAIT DE LA TABLE DES MATIÈRES :**

L'œil et ses fonctions – Anatomie et physiologie de l'œil – Les yeux, miroirs de la santé...
Première partie : **Troubles et maladies des yeux** – Causes des troubles et maladies des yeux – Dangers des opérations chirurgicales et des lunettes – L'accommodation et ses troubles – Les maladies des yeux et leurs remèdes – Accidents et soins d'urgence – Les crises de désintoxication.
Deuxième partie : **Les soins hygiénistes** – L'alimentation – Hygiène générale – Gymnastique générale – Gymnastique des yeux – Exercices pour les yeux – Les yeux de vos enfants – Carte-test.

**Annexes :** Beauté et santé des yeux – Les yeux des personnes âgées – Votre programme hebdomadaire...

*Dans la même collection :*

**André PASSEBECQ :**

# TRAITEMENTS NATURELS DES AFFECTIONS RESPIRATOIRES.

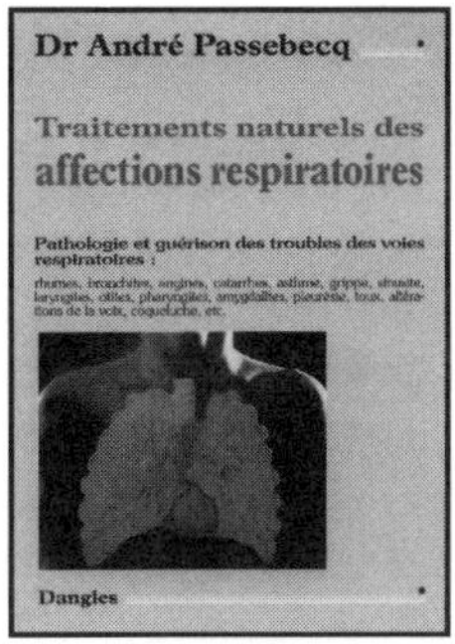


**Pathologie et guérison des troubles des voies respiratoires :** rhumes, bronchites, angines, catarrhes, asthme, grippe, sinusite, laryngites, otites, pharyngites, amygdalites, pleurésie, toux, altérations de la voix, coqueluche, etc.

*Format 15 x 21 ; 160 pages ; illustré.*

Les maladies de la gorge et des poumons – avec leurs prolongements au niveau du nez, des oreilles et des yeux – sont malheureusement de plus en plus répandues de nos jours, tant parmi les jeunes que les adultes. Ces affections débutent souvent dès la petite enfance, et prennent rapidement une forme chronique, jusqu'au stade de la dégénérescence.

Pour pallier ces troubles de santé, d'innombrables remèdes et appareils ont été proposés. Après une amélioration transitoire, des complications plus ou moins graves interviennent généralement, altérant parfois fortement l'état organique du patient, avec rechutes de plus en plus graves, jusqu'à la maladie chronique.

**Quant aux méthodes naturelles de santé, elles proposent des solutions alternatives qui ont fait leurs preuves et sont exemptes de nocivité.** Cet ouvrage pratique vous les expose d'une manière précise, d'abord en synthèse (2e partie) puis de manière détaillée à propos de chaque trouble considéré isolément (3e partie).

## EXTRAIT DE LA TABLE DES MATIÈRES :

**Les troubles respiratoires** – Définition et causes des troubles respiratoires (anatomie, physiologie et pathologie) – Le cycle de la respiration – Origine et évolution des affections respiratoires – Dangers thérapeutiques (traitements médicaux classiques, médicaments, aspirine, rayons X...).

**Hygiène, gymnastique et alimentation** – Hygiène générale (eau, bains de soleil et d'air, relaxation, repos, sommeil) – Hydrothérapie – Argile – Ionisation – Tisanes – Gymnastique de vitalisation générale – Apprendre à bien respirer – La technique de Plent – L'alimentation de santé – Le jeûne – Aliments conseillés et déconseillés – Le chlorure de magnésium – La vitamine C – Médecine orthomoléculaire...

**Dictionnaire des maladies et de leurs traitements naturels** – Amygdalites, angines, asthme, bronchites, broncho-pneumonie, catarrhe, coqueluche, coryza, dilatation bronchique, diphtérie, dysphonies fonctionnelles, emphysème, grippe, hémoptysie, laryngites, mastoïdite, œdème pulmonaire, otites, pharyngite, pleurésies, pneumothorax, rhinite, rhume des foins, sinusites, suppurations pulmonaires, toux, trompes d'Eustache, altérations de la voix.

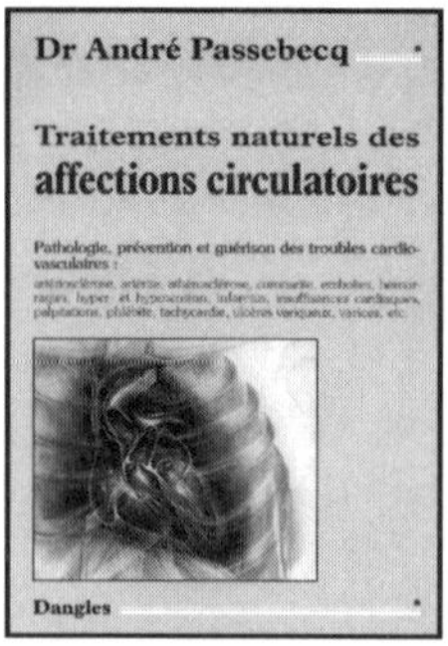


*Dans la même collection :*

## André PASSEBECQ :

# TRAITEMENTS NATURELS DES AFFECTIONS CIRCULATOIRES.

## Pathologie, prévention et guérison des troubles cardio-vasculaires.

*Format 15 x 21 ; 192 pages ; illustré.*

Dans nos pays économiquement avancés, 30 à 40 % des décès sont dus à des maladies du cœur et des vaisseaux : l'artériosclérose cause 49 % de ces décès, et les « attaques » (lésions vasculaires affectant le système nerveux central) 26 %. De plus en plus de jeunes en sont victimes. Dans ce domaine – comme dans la majorité de ceux qu'elle a monopolisé – la médecine « chimique » a fait la preuve de sa très relative efficacité, en dépit des énormes moyens matériels et financiers mis en œuvre. Une « diminution des symptômes » est tant bien que mal obtenue, au prix d'une iatrogénie excessive causant des complications sournoises et redoutables. Il s'agit bien d'un **péril vasculaire** pour l'individu comme pour la société.

En fait, **la santé peut être assurée, sauvegardée et restaurée par des moyens simples et peu coûteux dans la majorité des situations.** C'est ce que souhaite vous montrer ce livre de psychosomatique naturelle : la plupart des souffrants, devenus angoissés du fait de leur étiquette « cardiaque », peuvent retrouver une vie normale – ou presque – et même parfois accéder à un niveau général de santé qu'ils n'avaient pas connu depuis longtemps.

Cet ouvrage pratique comporte deux parties :
– Les **causes générales** des troubles cardio-vasculaires ainsi que les facteurs naturels à mettre en œuvre en vue de leur prévention et du rétablissement.
– Pour chaque trouble examiné, les causes précises et les **soins d'hygiène vitale** à individualiser : alimentation, jeûne, exercice physique, facteurs psychologiques, phyto-aromathérapie, etc.

Il ne s'agit pas de « petits moyens », mais bien d'une conception nouvelle, originale et globale de l'individu, s'appuyant sur des données scientifiques, méthodes admises jusqu'à présent comme des dogmes. Un livre qui nous concerne tous.

## EXTRAIT DE LA TABLE DES MATIÈRES :

Première partie : **Les troubles circulatoires et les thérapeutiques naturelles.** Anatomie et physiologie – Causes générales des troubles – Nocivité des médicaments – Soins d'hygiène naturelle – Alimentation de santé – Jeûne – Aliments conseillés et déconseillés – Soins pour les capillaires – Vitamines – Magnésium, luzerne et ail – Tabac, café et alcool – Le cholestérol, faux problème – Le cardiaque et le jeûne – Sel de table – La consommation d'eau – Traitements d'hygiène naturelle : exercices, repos, hygiène de la peau, algues micro-éclatées, bains, vêtements, correction des anomalies vertébrales, massage, rééducation cardio-pulmonaire... – Aspects psychosomatiques des troubles cardio-vasculaires, etc.

Deuxième partie : **Index thérapeutique de 35 affections circulatoires.**

*Dans la même collection :*

## André PASSEBECQ :

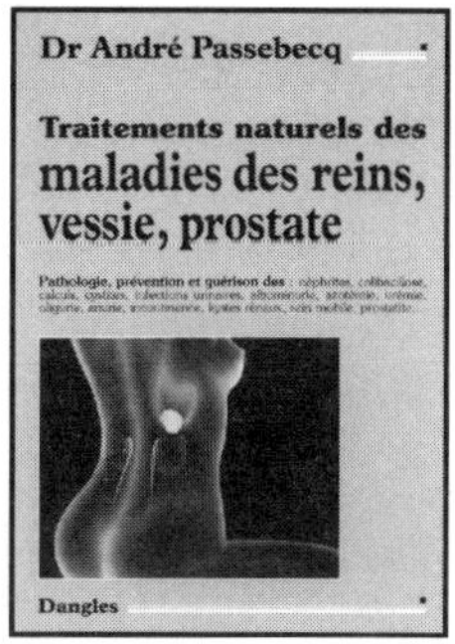


# TRAITEMENTS NATURELS DES MALADIES DES REINS, VESSIE, PROSTATE.

**Pathologie, prévention et guérison des :** néphrites, calculs, cystites, colibacillose, infections urinaires, albuminurie, azotémie, urémie, oligurie, anurie, incontinence, kystes rénaux, rein mobile, prostatite...

*Format 15 x 21 ; 144 pages ; illustré.*

Le bon fonctionnement des reins, de la vessie et de la prostate est d'une importance capitale dans l'optique de la santé intégrale. Mais le surmenage imposé à ces organes par une alimentation défectueuse, par les multiples toxiques de notre vie quotidienne (chimie agricole et alimentaire, pollutions de l'environnement, stress, médicaments et drogues, hygiène de vie frelatée...), aboutit à des **troubles fonctionnels** qui, souvent mal soignés, dégénèrent en altérations de structure.
Quelles sont les **causes** de ces maladies ? Faut-il incriminer les microbes, virus, germes ? Quel est le rôle des facteurs pathogènes dans la dégradation de ces organes ? Les médicaments peuvent-ils guérir ? Faut-il recourir à la chirurgie et, si oui, dans quelles circonstances ? Quels sont les **soins naturels d'hygiène vitale ?** Pourquoi permettent-ils de retrouver la santé, même dans des situations considérées comme très graves ou incurables ?

Telles sont les questions auxquelles cet ouvrage pratique répond. Après une étude anatomique et pathologique de ces organes, de leurs fonctions, des causes de leurs maladies et de leur évolution, l'auteur vous indique l'éventail des traitements naturels à suivre (épuration, désintoxication, jeûne, hygiène vitale, diététique, revitalisation...). Enfin, un **lexique thérapeutique** des maladies vous indique, affection par affection, leurs symptômes, diagnostic, causes et surtout les traitements spécifiques à suivre (tant allopathiques que naturothérapiques) en vue d'une guérison durable.

## EXTRAIT DE LA TABLE DES MATIÈRES :

**Anatomo-pathologie et traitements naturels** – Fonctions rénales – Evolution de la maladie rénale – L'urine (volume, aspect) – Causes de troubles rénaux – Iatrogénie rénale – Psychologie des troubles rénaux – Traitements naturels (épuration, revitalisation et régénérescence, constipation, faut-il boire abondamment ?) – Remise en ordre alimentaire – Les crises de désintoxication...

**Maladies et traitements** – Maladies des reins (syndrome néphrotique, néphrites, hyperémie des reins, tuberculose rénale, cancer du rein, abcès et phlegmons périnéphrétiques, maladie kystique des reins, néphrose lipoïdique, amylase rénale, rein mobile, fièvre hémorragique...) – Maladies des bassinets et des uretères (pyélonéphrites et colibacillose entéro-rénale, hydronéphroses et pyonéphroses, lithiase rénale...) – Maladies de la vessie (colibacillose, cystites, azotémie, urémie...) – Problèmes urinaires (douleurs, infections urinaires, abcès urineux, phlegmon urineux, oliguries, anuries, pollakiurie, polyuries, rétention d'urines, incontinence, énurésie chez l'enfant, albuminurie...) – Affections de la prostate et des vésicules (prostatites, hypertrophie de la prostate, tuberculose de la prostate et des vésicules, carcinome de la prostate...).

*Dans la même collection :*

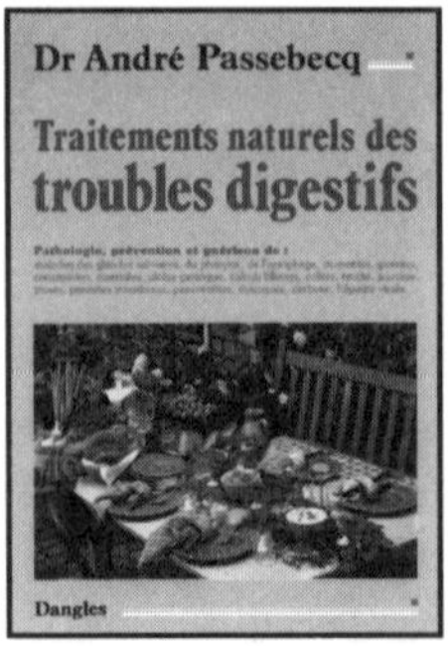


**André PASSEBECQ :**

## TRAITEMENTS NATURELS DES TROUBLES DIGESTIFS.

**Pathologie, prévention et guérison des maladies de la bouche, du pharynx, de l'estomac, des intestins, du pancréas et du foie.**

*Format 15 x 21 ; 192 pages ; illustré.*

Qui, à notre époque, est exempt de troubles digestifs ? Qui s'abstient de recourir à la multiplicité toujours renouvelée de drogues, tisanes et techniques destinées à « combattre » les flatulences, indigestions, ulcères, constipations, diarrhées, colites, régurgitations, vomissements, hépatites... ? Annuellement, des millions de crises aiguës de l'appareil digestif, d'ulcères du duodénum se déclarent ; des milliers de nouveaux malades par jour dans ce domaine... Que de situations malheureuses, de souffrances et d'échéances fatales pourraient être évitées par une meilleure compréhension des règles naturelles qui président au fonctionnement de l'organisme en général et du système digestif en particulier ! Les médicaments habituels ne résolvent pas les problèmes, mais les camouflent et les déplacent ; ils ne guérissent pas durablement, mais simplement masquent les symptômes.

L'être vivant fonctionne normalement, c'est-à-dire en santé, lorsque son milieu et son mode de vie sont conformes aux besoins de ses cellules *(soma)* et de son mental *(psyché)*. La médecine « psychosomatique naturelle » vise donc à rectifier les causes physiques et psychologiques génératrices des perturbations afin que cesse la situation pathologique. **Dans leur immense majorité, les troubles digestifs peuvent être ainsi « guéris » spontanément par l'organisme lui-même.** Rares sont les cas parvenus au point de non-retour où une intervention médicale conformiste s'impose.

Ce livre pratique vous apprendra comment fonctionne votre système digestif, quelles sont les conditions du bon fonctionnement des organes digestifs, pourquoi et comment surviennent les déséquilibres et comment recourir aux facteurs naturels de santé qui sont aussi les **agents essentiels d'une authentique guérison.**

### EXTRAIT DE LA TABLE DES MATIÈRES :

**Principes naturothérapiques de base.**
Digestion et assimilation (composition des aliments, anatomie, digestion et assimilation) – Troubles digestifs (divers types, origine et évolution, données psychosomatiques, symptômes d'alerte, catarrhe, ulcère) – Iatrogénie et pratiques antibiologiques (les grands ennemis de la santé digestive, causes de cancer) – La paix thérapeutique (quand et pourquoi, signes de refus, allergies) – Alimentation de santé (formule 60/20/20, signes d'excès et de carences, conseils importants, préparation des aliments, jeûne , régime d'élimination et de désintoxication, bactéries intestinales, fibres végétales et cancer)...

**Etude analytique des troubles digestifs.**
Stomatites, hypersécrétion, xérostomie, glandes salivaires, œsophagites, spasmes, gastrites, dilatation d'estomac, ulcère gastrique, cancer de l'estomac, hémorragie gastrique, dyspepsie, ptôse gastrique, hernie, entéroptôse, constipation, diarrhées, colites, rectite, occlusion intestinale, intoxication alimentaire, parasites intestinaux, pancréatites, jaunisse, calculs biliaires, cirrhose, hépatite virale...

*Dans la collection « Psycho-soma » :*

## André PASSEBECQ :

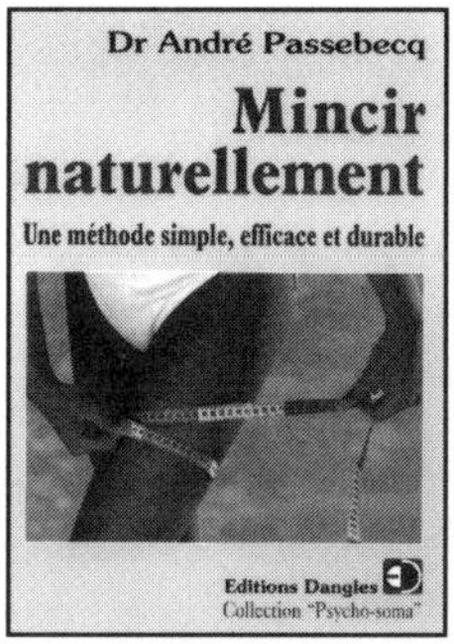


# MINCIR NATURELLEMENT.
## Une méthode simple, efficace et durable.

*Format 15 x 21 ; 160 pages ; illustré.*

Après plus de trente-cinq années de pratique et d'enseignement des méthodes naturelles de santé, André Passebecq a acquis la maîtrise des problèmes de métabolisme et notamment de normalisation du poids. Il a élaboré une méthode efficace, simple, progressive et personnalisée qui a largement fait ses preuves et qui offre des résultats durables car faisant appel à un mental renforcé.

Cette méthode repose sur la technique – bien connue aux Etats-Unis – du **conditionnement opérant,** ou visualisation positive associée à une alimentation équilibrée sans restrictions excessives. Elle est applicable par tous, sans inconvénients ni effets secondaires, et permet d'obtenir des résultats progressifs, sûrs, stables, durables et même définitifs. Mieux encore : la personnalité tout entière bénéficie d'heureux effets sur l'équilibre psychologique (confiance en soi, élimination de l'angoisse, du sentiment d'infériorité et sensation générale de bien-être), sur la vie relationnelle, professionnelle et même intime.

Cette méthode, dans laquelle **le conditionnement mental renforce une diététique simple et équilibrée,** est à la portée de tous. Des recettes, menus et conseils diététiques et culinaires sont indiqués. Il n'est que de suivre, jour après jour, les instructions données dans la partie pratique de ce livre. Enfin, ce qui ne gâte rien, elle est peu coûteuse. A vrai dire, elle ne demande qu'un peu de persévérance les premiers jours, puis le processus est engagé...

**EXTRAIT DE LA TABLE DES MATIÈRES :**

1. **Comment perdre naturellement et sûrement vos kilos superflus.**
Évaluation du problème – Le conditionnement opérant – Vous ne regrossirez pas ! – Votre poids idéal – Acceptez votre corps – L'exercice physique – Conseils alimentaires – Répartition de votre alimentation dans la journée – Associations alimentaires nocives – Le jeûne – L'ambiance de vos repas – La relation à votre corps – Massage et automassage – Les crises de détoxication – La visualisation positive.

2. **La pratique du conditionnement opérant.**
Votre séance quotidienne d'auto-évolution – Votre engagement personnel – Préliminaires – Votre carnet de bord au jour le jour – Conseils pour les mensurations – Plan d'action pour chaque journée – Petite séance de visualisation aversive.

3. **L'alimentation de santé.**
Diététique de santé – Composition de la ration alimentaire – La formule 60/20/20 – L'alimentation normale – Conseils importants – Compléments alimentaires de reminéralisation – Valeurs caloriques des aliments.

4. **Menus et recettes conseillés pour la normalisation du poids.**
Menus équilibrés pour les quatre saisons – Recettes « minceur »...